15244

LA
VERTE VIEILLESSE

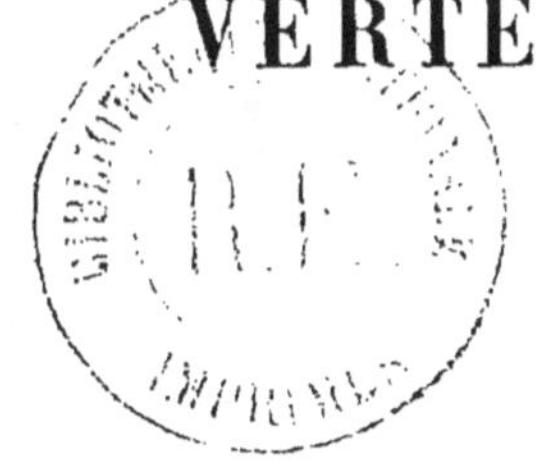

Professeur **A. LACASSAGNE**

CORRESPONDANT DE L'INSTITUT

ASSOCIÉ NATIONAL DE L'ACADÉMIE DE MÉDECINE

LA

VERTE VIEILLESSE

Quercetum semper vivens,
semper virens.

LYON

IMPRIMERIE A. REY

4, RUE GENTIL, 4

1920

A LA MÉMOIRE

DE

Gabriel TARDE et Paul DUBUISSON

ET

A MON EXCELLENT AMI

Le Dr CANCALON

Je dédie ce livre.

A. LACASSAGNE

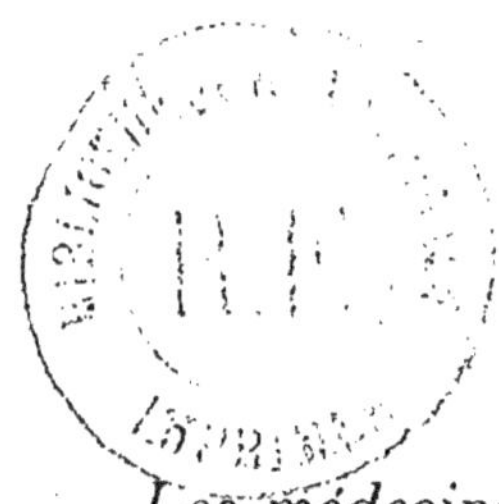

Les médecins et les vieillards instruits sont des curieux, toujours désireux d'apprendre. Ce livre s'adresse à ces deux variétés de lecteurs : il a été écrit pour eux. Tout ce qu'il contient a été lu, vu, observé, entendu.

Dans ce livre se trouvent décrits l'évolution, les signes caractéristiques de l'état des organes et des fonctions dans l'âge avancé. Le lecteur s'expliquera les conditions de la vieillesse vigoureuse, celle qui a encore de la sève, comme le bois vert avant son dessèchement.

L'auteur s'est appliqué à réunir l'ensemble des dispositions affectueuses ou bienveillantes, fâcheuses ou insuffisantes, que le vieillard rencontre en famille ou dans la société.

La famille française est, le plus souvent, je crois, sympathique aux personnes âgées, notre milieu social étant naturellement disposé à l'altruisme. Il y règne une atmosphère d'affection, grâce à la mère, qui a la haute main sur tout ce qui résulte des manifestations du cœur. Quand elle est occupée ailleurs, ou si elle disparaît, l'équilibre est rompu, il n'y a plus direction et subordination; la fantaisie et les caprices se montrent.

J'imagine qu'il doit en être ainsi dans tout pays où la mère n'est pas la providence des faibles, la gouvernante du foyer domestique.

Les Français sont peu différents des Grecs et des Latins, comme le montrent les opinions des philosophes, des littérateurs, des moralistes.

D'ailleurs, la pérennité, la constance, l'immutabilité des penchants, des passions, des vices, restés les mêmes, prouvent la permanence du fonctionnement des mêmes instincts. Les sentiments sociaux ou de bienveillance se sont développés sous l'influence de la civilisation; mais c'est tout au plus un vernis, que les convulsions sociales, révolutions ou guerres, font momentanément disparaître.

Le cœur, l'esprit et le caractère, chez les

vieillards d'aujourd'hui, se révèlent par des signes presque semblables ou identiques à ceux qui avaient été constatés dans les civilisations qui ont laissé des traces de leur culture. Seule, l'intelligence s'est grandement perfectionnée, sous l'influence du développement des sciences.

On a dit que les ouvrages des moralistes étaient les pharmacies de l'âme : on constate, en effet, qu'il y a peu de remèdes, beaucoup de drogues, mais de spécifiques point.

Il n'en sera pas de même pour ce volume. On peut affirmer, sans crainte d'être démenti par ceux qui auront suivi les conseils et appliqué les règles de régime et d'exercice, qu'ils auront le bénéfice de prolonger la durée de leurs jours sans douleurs ou infirmités.

Certes, la sobriété, la tempérance, la bonté et la charité donnent des avantages personnels dont le corps et le cœur profitent. Mais la morale les recommande, parce que cet équilibre de notre organisme permet d'accomplir par habitude nos devoirs sociaux. La famille, les amis, tous ceux avec lesquels les vieillards sont en relation, profitent de leur perfectionnement.

Ce livre aura atteint le but, s'il est assez persuasif pour satisfaire le cœur, l'imagination et le raisonnement.

Pour aimer la vie, il faut se faire une idée exacte des conditions qui la maintiennent. Quand on la comprend, on agit pour l'entretenir, et des efforts constants et répétés finissent par créer l'attachement à l'existence.

Les vieillards, comme êtres vivants, ont le devoir d'agir : instinctivement, ils doivent aimer la vie et ne pas s'effrayer de la mort que, seuls, ils peuvent retarder par leurs efforts persévérants.

Le vieillard doit, au contraire, se complaire à regarder les beautés de la nature, contempler les plus belles productions de l'art, relire les chefs-d'œuvre de l'esprit humain, admirer les progrès de la science.

Voilà les flambeaux qui éclairent cet âge avancé : le lecteur trouvera à ces études et à ces beautés l'invigoration nécessaire pour résister et prolonger la vie.

Lachognardière (Loire), le 25 septembre 1919.

A. L.

LA VERTE VIEILLESSE

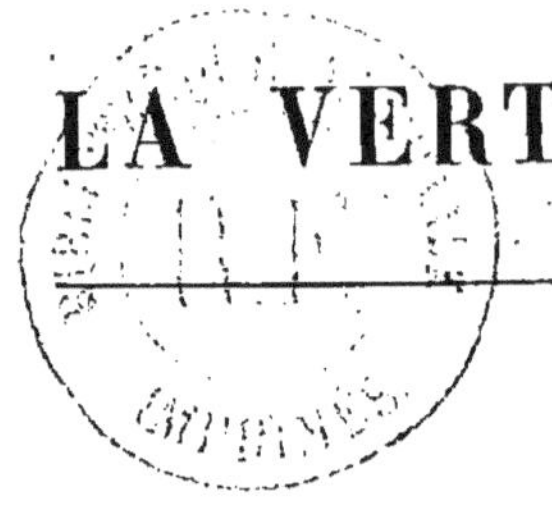

I

L'HOMME VERS LA FIN DE SA VIE

L'Humanité, comme Œdipe, ne cesse d'interroger le Sphinx.

Pour nous, la *Vie* et la *Mort* sont deux grands problèmes : nous savons d'avance ne pouvoir les résoudre. Nous étudierons une étape spéciale de ces conditions humaines : les approches de la fin de notre existence.

Nos connaissances sont faibles. Essayons cependant, selon l'expression de Pascal, de montrer « seulement une ignorance savante qui se connaît ».

S'il fallait exposer les recherches faites sur ces sujets, ce serait un travail de longue haleine et, semble-t-il, peu intéressant.

Il est préférable de donner des clartés sur

les plus importants travaux, afin de mettre en évidence l'état actuel de nos connaissances.

Nous présenterons quelques notions sur les phénomènes de la vie. On dira ce qu'est la vieillesse, ses commencements, sa durée. Est-ce un état physiologique comme l'enfance, la jeunesse, l'âge mûr? Ne serait-elle pas une maladie? Pour s'en rendre compte, on signalera les organes les plus atteints, la marche des lésions, leur curabilité, s'il peut y avoir guérison ou tout au moins maintien d'un état stationnaire, et le traitement hygiénique à suivre pour retarder une évolution fatale.

Nous exposerons d'abord les principales questions concernant l'état sénile. Mais, pour les bien comprendre, il faut connaître ce qui a été dit sur la Nature humaine, ses Harmonies et ses Désharmonies. Il est utile, puisqu'à toute époque on a observé les vieillards, de dire comment ils ont été décrits et jugés par les philosophes, les littérateurs et les médecins des siècles précédents, au point de vue clinique et sociologique. Quelle a été la législation des siècles précédents à l'égard des vieillards et les variations des physiopathologistes?

On appréciera mieux, après l'exposé de l'évolution des idées, les théories actuelles, comment s'est posé et a été discuté le problème de la vieillesse au xx⁰ siècle : les signes extérieurs, l'état des organes internes, la psychologie de la vieillesse, les causes et les conditions de ces changements. Actuellement, des matériaux scientifiques précis permettent d'indiquer la durée normale de la vie humaine, les causes qui influent sur la longévité. Nous serons ainsi conduit à préciser l'hygiène des vieillards.

SUR LA NATURE HUMAINE

La vie et la mort sont deux états que l'on oppose pour mieux prouver leur importance et justifier la définition de chacun d'eux.

Bichat, à la fin du xviiiᵉ siècle, dans son *Traité des Membranes*, puis dans les *Recherches physiologiques sur la vie et la mort*, montre que pour les corps vivants il y a une vie animale et une vie organique. La vie, dit-il, est l'ensemble des fonctions qui résistent à la mort.

Les phénomènes de la vie communs aux végétaux et aux animaux ont été plus minutieusement étudiés par Claude Bernard.

Il est possible de comprendre la vie en indiquant sa marche générale dont les cent actes divers, les phases successives sont l'organisation, la génération, la nutrition, l'évolution, la caducité, la maladie, la mort.

Claude Bernard a posé ce principe : « La vie ne saurait s'expliquer par un principe intérieur d'action; elle est le résultat d'un conflit entre l'organisme et les conditions physico-chimiques ambiantes. Ce conflit n'est point une lutte, mais une *harmonie*. »

Claude Bernard a insisté sur la distinction à faire entre les phénomènes de création vitale et ceux de destruction organique chez les animaux et les végétaux. Il y a, chez l'être vivant, des alternatives d'*activité fonctionnelle* et de *repos fonctionnel*.

Quand le muscle se contracte, que la glande sécrète, que se produisent des phénomènes lumineux ou électriques, ce sont des actes bruyants, faciles à constater. Il y a alors des destructions de réserve, usure de glycogène et de graisse et des déchets tels que gaz carbonique, eau, urée, etc., puis consommation de tissus, et Claude Bernard disait : « La vie, c'est la mort[1]. »

[1] En 1578, Ronsard, « Gentilhomme vendômois », écrivait : « La matière demeure et la forme se perd..... Naissance et mort est une même chose. »

Si, au contraire, on examine les actes de synthèse s'emmagasinant dans les cellules, et la formation des réserves, on peut, avec Claude Bernard, caractériser le résultat par cette formule : « La vie, c'est la création. » Tel est, d'après lui, l'*axiome de la physiologie générale*.

Ces phénomènes, chez tout être vivant, se produisent simultanément : « Ces deux opérations de destruction et de rénovation, inverses l'une de l'autre, sont absolument connexes et inséparables, en ce sens, au moins, que la destruction est la condition nécessaire de la rénovation. Les phénomènes de la destruction fonctionnelle sont eux-mêmes les précurseurs et les instigateurs de la rénovation matérielle du processus formatif qui s'opère silencieusement dans l'intimité des tissus. Les pertes se réparent à mesure qu'elles se produisent, et, l'équilibre se rétablissant dès qu'il tend à être rompu, le corps se maintient dans sa composition. Cette usure et cette renaissance des parties constituantes de l'organisme font que l'existence n'est, comme nous l'avons dit au début de ce cours, autre chose qu'une perpétuelle alternative *de vie* et *de mort*, de composition et de décomposition. Il n'y a pas de vie sans la mort ; il n'y a pas de mort sans la vie.

« D'une façon générale, l'*irritabilité* est la propriété que possède tout élément anatomique (c'est-à-dire le protoplasma qui entre dans sa constitution) d'être mis en activité et de réagir d'une certaine manière sous l'influence des excitants extérieurs. »

Les philosophes et les physiologistes ne conçoivent pas la *sensibilité* de la même façon, c'est ce que montre nettement Claude Bernard : « Pour les premiers, la sensibilité est l'ensemble des réactions psychiques provoquées par les modificateurs externes; pour les seconds, pour nous, c'est l'ensemble des réactions physiologiques de toute nature, provoquées par ces modificateurs... La sensibilité sera l'aptitude à réagir soit de l'organisme total, de l'appareil nerveux tout entier; soit d'une de ces parties, soit d'une simple cellule. »

« La vie, à son degré le plus simple, contrairement à la pensée d'Aristote, est indépendante de toute forme spécifique. Elle réside dans une substance définie par sa composition et non par sa figure, le *protoplasma* ». La morphologie des organismes est sous la dépendance des conditions vitales élémentaires du protoplasma, c'est-à-dire de la vie élémentaire. Claude Bernard exprime ainsi la loi de construction des organismes : « L'organisme est construit en vue de la vie élémentaire. Ses fonctions correspondent fondamentalement à la réalisation en nature et en degré des quatre conditions de cette vie : humidité, chaleur, oxygène, réserves. »

L'élément est *autonome* et, par suite de sa nature protoplasmique, possède les conditions essentielles de sa vie, mais il est aussi lié à l'ensemble par sa *fonction* ou le *produit* de cette fonction.

Claude Bernard fait comprendre sa pensée par une comparaison que j'ai plaisir à reproduire :

« Représentons-nous l'être vivant complexe, l'animal ou la plante, comme une cité ayant son cachet spécial, qui la distingue de toute autre, de même que la morphologie d'un animal le distingue de tout autre. Les habitants de cette cité y représentent les éléments anatomiques dans l'organisme ; tous ces habitants vivent de même, se nourrissent, respirent de la même façon et possèdent les mêmes facultés générales, celles de l'homme. Mais chacun a son métier, ou son industrie, ou ses aptitudes, ou ses talents, par lesquels il participe à la vie sociale et par lesquels il en dépend. Le maçon, le boulanger, le boucher, l'industriel, le manufacturier, fournissent des produits différents et d'autant plus variés, plus nombreux et plus nuancés que la Société dont il s'agit est arrivée à un plus haut degré de développement. Tel est l'animal complexe. L'organisme, comme la Société, est construit de telle façon que les conditions de la vie élémentaire ou individuelle y soient respectées, ces conditions étant les mêmes pour tous ; mais, en même temps, chaque membre dépend, dans une certaine mesure, par sa fonction et pour sa fonction, de la *place* qu'il occupe dans l'organisme, dans le groupe social. »

La loi de la construction des organismes et du perfectionnement organique se confond avec les lois de la vie cellulaire, dit Claude Bernard, puisque ce perfectionnement organique consiste dans une différenciation de plus en plus marquée du travail préparatoire à la constitution du milieu intérieur... Les éléments anatomiques se comportent dans l'association comme ils se comporteraient isolément dans le même milieu. C'est en cela que consiste le principe de l'autonomie des éléments anatomiques ; il affirme l'identité de la vie libre et associée sous la condition que le milieu soit identique. C'est par l'intermédiaire des liquides interstitiels, formant ce que j'ai appelé le *milieu intérieur*, que s'établit la solidarité des parties élémentaires et que chacune reçoit le contre-coup des phénomènes qui s'accomplissent dans les autres. « Je m'assure, a dit Descartes, que (en connaissant mieux la médecine) on se pourrait exempter d'une infinité de maladies, tant du corps que de l'esprit, et même aussi peut-être de l'affaiblissement de la vieillesse. » Claude Bernard, après cette citation, ajoute : « Le but de toute science, tant des êtres vivants que des corps bruts, peut se caractériser en deux mots : *prévoir* et *agir*... *La prévision* et *l'action*, voilà ce qui caractérise l'homme devant la nature. »

Chez tous les êtres vivants on constate ces deux phénomènes : la création et la destruction organique. Toute manifestation vitale est liée à des phénomènes de désorganisation. Ceux-ci sont la fermentation, la combustion, la putréfaction ; ces deux dernières décompositions sont aussi des fermentations. En résumé, la chimie vivante se fait par fermentation. Claude Bernard arrive à des conclusions décisives et à une synthèse superbe : « Nous pouvons, dit-il, nous arrêter à ce résultat général que les maté-

riaux de l'édifice vivant représentent les différentes formes d'une substance unique, dépositaire de la vie, identique dans les animaux et
les plantes. C'est dans le protoplasma, matière
seule active et travaillante, que nous devons
chercher l'explication de la vie, aussi bien des
phénomènes chimiques de la nutrition que des
réactions vitales plus élevées de la sensibilité
et du mouvement. » Et plus loin, Claude Bernard ajoute : « Le protoplasma possède l'irritabilité et la motilité : ces propriétés constituent le trait d'union entre l'organisme et le
monde extérieur. »

Que d'hésitations, de tâtonnements, d'explications et de théories, avant de trouver cette
formule si nette de notre grand physiologiste.

Les lois de la science ou les règles de la philosophie ont cherché nettement leurs voies
depuis le xviie siècle.

Nous ne sortons pas du sujet en insistant
sur ce point.

A cette époque, l'idée chrétienne s'était
affaiblie et on voyait poindre l'esprit scientifique.

L'homme devenait curieux. Les écrits de
Descartes, de Leibnitz, de Pascal, de Male-

branche, de Newton, avaíent provoqué la fermentation des esprits ; ils prirent goût aux
sciences physiques et naturelles qui donnaient
satisfaction à ce besoin de curiosité.

La croyance au surnaturel disparaissait.
Tout parut s'expliquer par les lois de la nature.
Un fonds religieux persiste toutefois. Dieu
n'est ni renié, ni oublié. Mais, à son nom, on
substitue celui de *Nature*.

Notons alors cette succession d'hommes à
l'esprit de grande envergure, bien qu'ils nous
semblent épeler difficilement dans le livre de
la Science.

Raymond de Sebonde est mort en 1432. Sa
Theologia naturalis est publiée en 1487 :
Montaigne l'a traduite en 1569.

En 1616, Vanini fait paraître son volume
sur *les Secrets admirables de la Nature, reine
et déesse des mortels*. L'année suivante, à
Toulouse, où il enseignait la médecine, la
philosophie et la théologie, il est accusé
d'athéisme, condamné à avoir la langue cou-
pée, à être brûlé vif et ses cendres jetées au
vent. Et il fut ainsi fait.

En 1680, Malebranche publie un *Traité de
la Nature et de la Grâce*, qui fut mis à l'index.
En 1683, Newton, dans ses *Principes mathé-*

matiques de Philosophie naturelle, annonce les lois de l'attraction universelle et de la gravitation.

Au XVIIe siècle et jusqu'à la découverte de Torricelli, un principe de physique disait : la Nature a horreur du vide.

Les publications scientifiques du XVIIIe siècle portent la même étiquette que les ouvrages de Lucrèce et de Sénèque : *les Spectacles de la Nature*, par Pluche (1732), le *Traité de la Nature humaine*, par Hume (1739); en 1754, l'Académie de Dijon propose cette question : *quelle est l'origine de l'inégalité parmi les hommes et si elle est autorisée par la loi naturelle?* le discours de J.-J. Rousseau n'obtint pas le prix; *la Philosophie de la Nature*, par le Lyonnais Delisle de Sales, pour lequel il fut, par arrêt, frappé d'un exil perpétuel, mais bientôt grâcié; *de la Nature*, par Robinet (1761); *le Système de la Nature* (1770), par d'Holbach, sous le pseudonyme de Mirabaud; les *Pensées sur l'interprétation de la Nature*, par Diderot; les *Etudes de la Nature*, par Bernardin de Saint-Pierre, et *les Trois Règnes de la Nature*, par l'abbé Delille (1808).

Je garde pour la fin de cette liste incomplète le grand poète de l'Ecole des natura-

listes, je veux dire Buffon : il indique *les
Epoques de la Nature*, établit la chronologie
de la Terre d'une façon si magistrale que l'on
put, en toute vérité, mettre sur le socle de
sa statue cette inscription : *Majestati Naturæ
par ingenium.*

Buffon a ouvert les routes où s'engagèrent
Lamarck, Etienne Geoffroy Saint-Hilaire,
Gœthe, ces porteurs de bonnes nouvelles,
tenant en main le flambeau de la vie. Après
eux, les écrivains sentimentaux comme Chateaubriand et Lamartine, impressionnés plus
ou moins par l'influence de Jean-Jacques Rousseau, grand admirateur de Buffon[1].

Il résulte de cet exposé que, dans les siècles
qui ont précédé, on a cherché en toute chose
l'origine et la fin, les deux bouts de la série, et
on ne les a pas trouvés. Les choses n'ont ni
commencement, ni terminaison, comme Leibnitz l'avait reconnu. Fontenelle disait, dans
l'éloge qu'il a fait du philosophe de Leipzig,

---

[1] Consulter la *Visite de Montbard*, par Hérault de
Séchelles (Paris, an IX), p. 13. « Il est un autre sanctuaire
où il a composé presque tous ses ouvrages, le *Berceau de
l'Histoire naturelle*, comme disait le prince Henri qui voulut
l'aller voir, et où J.-J. Rousseau se mit à genoux et baisa
le seuil de la porte. J'en parlais à M. de Buffon. Oui, me
dit-il, Rousseau y fit un hommage. »

qu' « on eût vu le bout des choses ou plutôt
qu'elles n'ont point de bout ».

Du temps de Palissy, tous les phénomènes
inexpliqués étaient rangés parmi les *jeux de
la Nature*. Plus tard, aux xviie et xviiie siècles,
pour les étudier, de nombreuses sociétés furent
créées sous le nom de *Sociétés des Curieux de
la Nature*. On se préoccupe de l'ordre des
choses, des beautés naturelles, et les *Harmonies* de la Nature sont proclamées.

Il est nécessaire de faire voir comment cette
épithète si fréquemment employée a trouvé
son antonyme. Des recherches de plus en plus
minutieuses, une instrumentation perfectionnée, la technique appropriée, ont montré une
face ignorée des phénomènes : les *Désharmonies* ont été découvertes et étudiées.

Claude Bernard a cité souvent des exemples d'harmonies, dans ses leçons sur les phénomènes de la vie.

Plus près de nous, au xxe siècle, Elie Metchnikoff, sous-directeur de l'Institut Pasteur, a
publié des *Etudes sur la Nature humaine*
(5e éd., 1917) et des *Essais optimistes* (2e éd.,
1914). Il faut brièvement résumer les théories
de ce savant sur la nature humaine ou plutôt
sur les désharmonies de celle-ci. Dans une

première partie, il montre celles qui se trouvent dans l'organisation de l'appareil digestif de l'homme, dans le fonctionnement de l'appareil de la reproduction, puis successivement les désharmonies de l'instinct familial, de l'instinct social, de l'instinct de la conservation.

La deuxième partie a pour titre : Tentatives pour atténuer le mal résultant des désharmonies de la Nature humaine (tentatives des religions et des systèmes philosophiques).

Dans la troisième partie, l'auteur discute ce que peut faire la science pour pallier aux désharmonies de la Nature humaine. On trouve indiquée la lutte de la science contre les maladies et, dans deux chapitres à voir de très près, des études scientifiques sur la vieillesse et sur la mort.

Après avoir étudié « la Nature humaine » on a voulu donner une définition précise et caractéristique de l'Homme. Boerhaave a émis cette opinion : « *Homo simplex in vitalitate, duplex in humanitate.* »

On a dit aussi : « L'homme est un animal raisonnable » ; « *Homo homini lupus.* »

Pascal : « L'homme n'est qu'un roseau, le plus faible de la nature, mais c'est un roseau pensant. »

Bonald : « Une intelligence servie par des organes. » D'autres : « asservie » par des organes.

Epictète : « Une âme qui traîne un cadavre ».

Je me permets d'avancer cette opinion :

« L'homme est un animal qui a inventé des outils, perfectionné le langage pour mentir, toujours vaniteux, et parfois aliéné. »

Cet exposé de la vie, en montrant les opinions émises, le développement et la transformation des idées, permettra de mieux comprendre l'étude spéciale que nous allons faire de la vieillesse.

On peut trouver ce préambule trop long, parsemé de citations historiques et de réflexions philosophiques. C'est vrai, la critique est exacte. Il serait facile au lecteur de deviner que c'est un travail de vieillard. Les jeunes hommes élaborent promptement et courent de suite vers le but. Les auteurs âgés sont moins rapides : ils exposent l'indispensable, mais, pour éviter l'ennui, ne disent pas tout.

Cet aveu montre bien la nécessité de présenter d'abord l'évolution de la pensée scientifique aux siècles précédents.

II

DÉBUT ET DURÉE DE LA VIEILLESSE

Les problèmes que nous discutons sont si vastes, si variés qu'il faut d'abord étudier les commencements et la durée de la vieillesse.

Pour fixer la *longévité*, il conviendrait de préciser la durée de la vie humaine.

Flourens disait : « Puisque la taille, la gestation, l'accroissement ont une durée réglée, pourquoi n'en serait-il pas ainsi de la vie? »

Nous remarquerons à notre tour que maintes conditions de l'existence ne sont pas établies. On précise le début et la terminaison de la vie par la naissance et la mort; mais les phases successives sont mal limitées.

Naître, c'est respirer; mourir, c'est expirer, dit-on de ces phénomènes apparents et soudains. En vérité, l'enfant nouveau-né provient du fœtus, celui-ci de l'embryon, ce dernier de l'œuf fécondé.

Avant la mort, il y a eu la vieillesse, la maladie, la diminution des fonctions organiques. Au début de la vie, les organes se sont mis lentement à fonctionner, ils sont peu à peu entrés en jeu, et, vers la fin de l'existence, il en a été de même, en sens inverse. L'homme ne meurt pas toujours brusquement : la vie est une mort lente à partir d'un certain âge, par usure traînante mais continue. Telles sont les différentes périodes de la vie[1].

Les médecins légistes ont distingué dix âges afin de différencier la vie fœtale, l'enfance, la

---

[1] On a cru longtemps à l'influence fatidique des nombres. Dans le livre du baron de Prelle : *Considérations sur les avantages de la vieillesse, dans la vie chrétienne, politique, civile, économique et solitaire* (Paris, Cramoisy, 1677), les chapitres vi et vii sont consacrés à la vertu des nombres 7 et 9 à l'égard du corps humain ou des corps politiques.

M. Henry Cochin, dans sa très intéressante traduction de la *Vita Nuova* de Dante (Paris, Champion, 1914), montre que Dante a mis les âges de la vie en fonction du nombre 9 : la première période ou de l'*enfance* dure neuf ans, puis deux autres périodes de 9 à 18, et 18 à 27 pour l'*adolescence*. Ce mot « neuf » avait pour Dante un sens symbolique profond. De même, le nombre « six » et ses multiples avait une valeur symbolique pour les Pères de l'Eglise : saint Augustin, saint Ambroise, saint Grégoire, comme le montre M. H. Cochin.

puberté, la croissance, la décroissance, la
vieillesse.

Ainsi s'écoulent les années. Bernardin de
Saint-Pierre a dit très heureusement : « On ne
jette pas l'ancre dans le fleuve de la vie. »

Buffon, se plaçant au point de vue de l'étude
des phénomènes physiologiques, a écrit : « La
durée totale de la vie peut se mesurer en quelque façon par celle du temps de l'accroissement. L'homme croît jusqu'à seize ou dix-huit
ans, mais le développement de toutes les parties n'est atteint que vers trente ans. L'homme
qui est quatorze ans à croître peut vivre six ou
sept fois autant de temps, soit quatre-vingt-dix
ou cent ans. »

Flourens précise le signe qui marque le
terme de l'accroissement : c'est la réunion des
os à leurs épiphyses, qui s'opère à vingt ans.
Le rapport de la croissance à la durée de la
vie ne sera pas de six ou de sept, mais de
cinq. L'homme, mettant vingt ans à croître,
peut vivre cinq fois vingt ans, soit cent ans.
Flourens cite des faits pour montrer que chaque
âge a une force d'esprit qui lui est propre :
Galilée, à dix-huit ou vingt ans, découvre
l'égale durée des oscillations du pendule ;
Pecquet, étant étudiant, montra le réservoir

du chyle auquel on a donné son nom; c'est à quarante ans qu'Harvey écrit ce « livre divin » comme l'appelle Ramazini, sur la *Circulation du sang;* à soixante ans, Buffon publie son admirable ouvrage sur les *Epoques de la Nature.*

Cabanis avait divisé la vie par périodes de sept années. Flourens fixe les périodes d'après le développement. Ainsi, il tient compte de la dentition, de l'accroissement du corps en longueur, puis en grosseur. La période pendant laquelle les parties acquièrent leurs formes définitives, les fonctions sont assurées et l'organisme complet, c'est *l'invigoration*, qui se fait de quarante à cinquante-cinq ans et dure jusqu'à soixante-cinq et soixante-dix. La vieillesse commencerait à l'âge des septuagénaires. Pour Buffon : « L'homme qui ne meurt pas de maladies accidentelles vit partout de quatre-vingt-dix à cent ans. »

Les auteurs ne sont pas d'accord sur le début de la vieillesse : l'on a appelé verte vieillesse la période de cinquante à soixante-quinze. D'après Flourens, la première vieillesse dure de soixante-dix à quatre-vingt-cinq ans, alors commencerait la seconde et dernière vieillesse. Pour nous, de soixante à soixante-dix ans, c'est *le printemps de la vieillesse ;* de soixante-dix à soixante-quinze, *la verte vieillesse ;* de soixante-quinze à quatre-vingts, *la vraie vieillesse ;* de quatre-vingts à quatre-vingt-dix, *l'ultime vieillesse.* La caducité vient ensuite, le plus souvent la plupart des hommes succombent des suites de maladies ; très peu meurent de vieillesse ; beaucoup d'un excès d'alimentation.

Louis Cornaro, « bon et frêle vieillard », devenu presque centenaire, a écrit quatre *Discours* qui furent plus tard réunis sous ce titre : *Discorsi della vita sobria* (1re éd., à Padoue, en 1558). Il écrivit le premier à quatre-vingt-cinq ans, le second à quatre-vingt-six, le troisième à quatre-vingt-onze et le quatrième à quatre-vingt-quinze ; dans chaque discours il prouve que la *durée de la vie* dépend de la *sobriété.* Il mourut le 26 avril 1566, à quatre-vingt-dix-neuf ans ou à cent cinq ans.

Cornaro ne fut jamais malade depuis qu'il se mit à un régime quotidien de 384 grammes d'aliments solides et 428 grammes de liquide : soit, pendant un demi-siècle, douze onces d'aliments solides et quatorze onces de vin furent toute sa nourriture.

Il prenait cette quantité en deux ou en quatre fois, changeait d'aliments (pain, mouton, perdrix, jaunes d'œufs). Il a diminué ce régime : un repas d'un seul jaune d'œuf, puis un seul jaune d'œuf pour deux repas. Il disait souvent : « J'ai toujours été sain, depuis que j'ai été sobre. » Il recommande d'éviter tout chagrin et surtout de se préserver des températures excessives, chaudes ou froides, pas d'exercices violents, pas de veilles, ne pas s'exposer au grand vent ou au soleil ardent.

Comme exercices : la culture des lettres et la bienfaisance : il s'occupait de l'esprit et du cœur. Il avait onze petits-enfants.

Cornaro répète souvent qu'il est heureux « de sa belle vie, de la victoire qu'il a remportée sur la nature ».

« J'ai atteint ma quatre-vingt-quinzième année et je me trouve sain, gaillard et aussi content que si je n'avais que vingt-cinq ans. » Il ajoute que les esprits se perfectionnent à mesure que les corps vieillissent.

Rappelons ce récit mythologique : Tithon, fils de Laomédon, frère de Priam, épousa l'Aurore. Les dieux lui accordèrent l'immortalité, mais comme il ne demanda pas à conserver la jeunesse, la décrépitude devint de plus en plus marquée. Il était si sec et si déformé que, par pitié, Zeus le changea en cigale.

Buffon a décrit ainsi la vie organique : « Le corps meurt peu à peu et par parties, son mouvement diminue par degrés, la vie s'éteint par nuances successives, et la mort n'est que le dernier terme de cette suite de degrés, la dernière nuance de la vie. » Dès que la vie a cessé, l'organisme achève de mourir, et ses solides, ses fluides obéissent aux lois physiques et chimiques qui commandent à toute matière. Bossuet, dans l'Oraison funèbre de la reine d'Angleterre, trace ce tableau réaliste : « Notre chair change bientôt de nature, notre corps prend un autre nom ; même celui de cadavre, dit Tertullien, parce qu'il nous montre encore quelque forme humaine, ne lui demeure pas longtemps. Il devient un je ne sais quoi qui n'a plus de nom dans aucune langue, tant il est vrai que tout meurt en lui, jusqu'à ces termes funèbres par lesquels on exprimait ses malheureux restes ! »

Ainsi parlait superbement le grand orateur qui s'était passionné pour l'étude de l'anatomie. Dans son *Traité de la connaissance de Dieu et de soi-même*, il s'est révélé, dit le

D^r Le Double, du jour au lendemain, aussi bon anatomiste et physiologiste que profond philosophe.

Galien disait : « Nous vivons de nos forces... Tant que nos forces sont entières, nous résistons à tout ; quand elles sont affaiblies, un rien nous offense. » Des ordres religieux, des livres catholiques ont répété et proclamé : *Memento mori*. Nous dirons, au contraire, convaincu de l'importance exclusive de notre volonté, et redirons sans cesse ce mot d'ordre : *Memento vivere*. Montaigne l'a proclamé : « Toute voye qui mène à la vie ne saurait se dire ni trop aspre, ni trop chère. »

D'après Buffon, le philosophe doit regarder la vieillesse comme un préjugé. « Chaque jour que je me lève en bonne santé, n'ai-je pas la jouissance de ce jour aussi présente, aussi plénière que la vôtre? Si je conforme mes mouvements, mes appétits, mes désirs, aux seules impulsions de la sage nature, ne suis-je pas aussi sage et plus heureux que vous? Et la vue du passé, qui cause les regrets des vieux fous, ne m'offre-t-elle pas, au contraire, des jouissances de mémoire, des tableaux agréables, des images précieuses qui valent bien vos objets de plaisir? car elles sont douces ces images; elles sont pures, elles ne portent dans l'âme qu'un souvenir aimable; les inquiétudes, les chagrins, toute la triste cohorte qui accompagne nos jouissances de jeunesse, disparaissent dans le tableau qui me les représente; les regrets doivent disparaître de même; ils ne sont que les derniers élans de cette folle vanité qui ne vieillit jamais.

« N'oublions pas un autre avantage, ou du moins une forte compensation, pour le bonheur de l'âge avancé; s'il y a plus de gain au moral que de perte au physique, tout au moral est acquis; et, si quelque chose au physique est perdu, on est pleinement dédommagé. »

Gœthe a dit sous une autre forme cette obligation de perfectionner sa vie : « Ce que l'homme peut faire de mieux, c'est de durer. »

III

LA LONGÉVITÉ

De nos jours[1] le nombre des vieillards augmente, il meurt moins d'enfants en bas âge et cependant au moins cent mille succombent la première année.

L'accroissement de la longévité est certain. Nous vivons de plus en plus longtemps. Flourens était dans le vrai. Le bénéfice de la longévité est de procurer une mort plus douce à ceux qui ont vécu très longtemps.

[1] FLOURENS, *De la Longévité humaine*, etc., 1854.— Jean FINOT, *la Philosophie de la longévité*, Paris, Schleicher. — Dr M.-A. LEGRAND, *la Longévité à travers les âges*, Bib. de Philosophie scientifique, 1911. — *Les Centenaires*. Essai sur la longévité humaine, par Mlle Delice Roy, thèse, Paris, 1910. — R. DE CESARE, *Il conte Giuseppe Greppi*, etc. Roma, 1914; on a fêté le centenaire de ce sénateur italien, né à Milan, le 25 mars 1819.

La vieillesse commence à soixante ans, la longévité à quatre-vingts ans ; c'est alors la macrobie — les macrobites appelés aussi les longévites.

Voici quelques longévités bibliques : Adam 930 ans ; Mathusalem 969 ; Noé 950. Après le déluge, la longévité indiquée par Moïse diminue : Sem 500 ans ; Abraham 175 ; Josué 110 ; Tobie 98 ; Moïse 90.

Les auteurs grecs ou latins : Hérodote, Pline, Valère Marcus, Strabon, la *Vie des Saints* ont cité, sans preuves positives, des cas de longévité. M. J. Finot fait observer qu'il n'en est pas ainsi pour les deux macrobes cités par Haller : Thomas Parr, qui vécut 152 ans, son autopsie fut faite par Harvey qui constata l'absence d'athérome, — et Henry Jankin, pêcheur du comté d'York, mort à l'âge de 169 ans. Humboldt a vu un paysan âgé de 143 ans, dont la femme avait 117 ans. Robert Tylor, né en 1764, est mort en 1898 : il fut receveur des postes sous Georges IV et Guillaume IV. La reine Victoria lui envoya son portrait avec dédicace. Le vieillard en fut très émotionné et mourut trois mois après, à l'âge de 134 ans. Aux fêtes du centenaire de 1812, à Borodino, il y avait dans l'assistance huit personnes ayant plus de cent ans et ayant soit fait la campagne, soit seulement assisté à l'arrivée des Français. Ces personnes avaient respectivement 122, 120, 118, 115, 112, 110 et 109 ans.

Doyon rapporte cette autre statistique : au 31 décembre 1911, il existait en Europe 7.000 personnes environ âgées de plus de cent ans : 3,888 en Bulgarie ; 1.704 en Roumanie ; 573 en Serbie ; 410 en Espagne ; 213 en France ; 197 en Italie ; 113 en Autriche-Hongrie ; 93 en Angleterre. Après la Russie, viennent l'Allemagne, la Belgique, les trois Etats Scandinaves.

Les macrobites ont vécu en Asie, *Fons gentium*, mère des peuples. Moïse dit : Notre vie dure à peine soixante-dix ans, les plus forts seuls vont jusqu'à quatre-vingts ans.

Pourquoi pas? On a prétendu qu'aux différents âges préhistoriques la taille du dinotherium, du mastodonte, s'était réduite à la taille du mammouth et de l'éléphant. Renan n'a-t-il pas eu raison de dire : « Souvent la légende s'est chargée de refaire l'histoire ainsi qu'elle aurait dû être écrite. »

Les races antiques de la Dordogne avaient une haute taille : 1 m. 78 le squelette de

Cromagnon ; celui d'un vieillard avait 1 m. 82 ;
celui de Menton mesurait 1 m. 85.

Dans ces sociétés primitives, la longévité
était exceptionnelle : on sait qu'en Australie,
d'après les voyageurs, la mort violente était
réservée aux vieillards. On les tuait pour les
manger ou s'en débarrasser. Il en était de
même pour les infirmes.

Legrand conclut à propos de la préhistoire :
« La longévité d'une race, d'un peuple, d'un
groupement humain, se montre toujours fonction de sa prospérité, de son bien-être maté-
riel, de sa supériorité intellectuelle et morale,
sans lesquels il ne saurait y avoir d'hygiène
publique et privée. »

A propos de cette sombre période du
moyen âge, de l'an 5oo à l'an 1ooo, il ne pouvait
exister beaucoup de gens âgés. Michelet en
donne une première raison : « Les périodes
d'abattement moral sont celles de grande mortalité. Cela doit être et c'est la gloire de
l'homme qu'il en soit ainsi ; il laisse la vie s'en
aller, dès qu'elle cesse de lui paraître grande
et divine. »

Ajoutons un ensemble d'autres causes plus
importantes aux approches de l'an 1ooo, tous
les fléaux furent déchaînés : la guerre, la misère,

les épidémies, la famine. En soixante-dix années, on en compte quarante-huit de disette et d'épidémies. La peste, puisqu'il faut l'appeler par son nom, se montre en 1347 : en quelques années elle tue vingt-cinq millions d'Européens.

Les maladies épidémiques portent des noms spéciaux ; ce sont des « feu », feu sacré, feu d'enfer, feu Saint-Antoine, Saint-Marcel, mal des ardents, mort noire, fièvre putride.

Etudions les *facteurs de longévité :*

D'abord le rôle favorable du *bien-être*, non excessif, se rencontre chez les habitants des villes ou des campagnes.

On observe des longévités chez les riches qui ne font pas d'excès et chez les pauvres ayant le nécessaire.

Le grand mal abrégeant la vie est l'excès de nourriture. Les Latins répétaient : *Plures occidit gula quam gladius !* Il est certain que l'*on mange trois fois trop*. L'essentiel n'est pas d'ingérer, mais de digérer et d'assimiler. Voilà l'utile : le reste est superflu, c'est-à-dire nocif.

Les rois, les monarques arrivent rarement à la vieillesse. Nous avons dans notre histoire quelques faits qui montrent bien l'excès de nourriture produisant l'obésité et des maladies ou infirmités.

Louis XIV, type de gros mangeur, a eu de la pléthore, de l'artério-sclérose et de la gangrène sèche dont il meurt à soixante-dix-sept ans.

Le Dauphin était un monstre de graisse. Son fils, Louis XVI, avait de la boulimie, obèse précoce, d'un appétit insatiable.

Son frère, Louis XVIII, était obèse, il mourut à soixante-cinq ans de gangrène sénile.

On ne doit pas, toutefois, passer d'un excès à l'autre, de la « mangeaille » sans limite à un régime trop restreint, comme l'ont fait les « mangeurs de macaroni » et les « buveurs d'eaux minérales ».

Le *sexe* a une certaine importance.

Les femmes du peuple, l'ouvrière, la petite bourgeoise travaillent et évitent une série de maladies qui se manifestent chez les femmes des classes élevées. Sans doute la femme, pour se bien porter, doit avoir été mère au moins trois fois, d'après mon ami le professeur Pinard. Mais des grossesses trop nombreuses peuvent compromettre la santé et la vie. Miche-let dit de Claude de France, femme de Fran-çois Ier, maladive, boiteuse, et toujours enceinte, « unique consolation que lui accorde François Ier, son époux, de ses volages amours ». Elle succombe à vingt-cinq ans.

Les favorites vieillissent rarement : Agnès Sorel meurt à quarante ans, Gabrielle d'Estrées à vingt-six ans, la Fontange à vingt ans, de suites de couches, et, d'après Mme de Sévigné, « blessée, elle aussi, au service de Sa Majesté ». La femme vit plus longtemps que l'homme. Le nombre des femmes nonagénaires est supérieur de beaucoup à celui des hommes (8,5 chez ceux-ci et 25,8 pour les femmes). La marquise d'Havrincourt est décédée à Paris le 29 avril 1919 à l'âge de cent cinq ans. Le 2 février 1919 mourut la doyenne des marchandes foraines, Mme Lestienne, dite la *Femme à barbe*, âgée de quatre-vingt-cinq ans.

L'étude des *professions* montre nettement leur influence sur la longévité.

L'aptitude des *religieux*, des deux sexes, pour atteindre un âge avancé, est certaine. Au Concile de Rome, en 1870, sur 766 prélats, on comptait 316 vieillards et 25 longévites.

Les *militaires* arrivent nombreux à un âge avancé : ils ont même le record de la longévité. Cette tendance est un peu moins marquée chez les marins. Le nommé Savin Nicolas, né en 1768, fait prisonnier par des cosaques, près de la Bérésina, emmené prisonnier à Saratof, s'y installa et mourut, en 1894, à l'âge de cent vingt-six ans, le dernier vétéran de la Grande Armée.

Les *intellectuels* ou savants divers ne sont pas moins bien favorisés.

En 1900, à l'Institut, on comptait un nonagénaire, M. Legouvé, 21 octogénaires, 89 septuagénaires. D'illustres savants, après une existence laborieuse, ont atteint une vieillesse avancée, ainsi : Linné, Arago, Biot, Thénard, Bouillet.

Ce sont des *mathématiciens*, surtout les astronomes, qui deviennent très vieux, ainsi Newton. En 1904, à la Société astronomique, il y avait deux centenaires et une dame âgée de quatre-vingt-dix-neuf ans. Chevreul est mort à cent trois ans en 1889.

Par contre, il y a une mortalité très marquée des *médecins* praticiens de tous les pays. Pour eux, pas de longévité, quelques-uns deviennent des vieillards : ainsi le Dr de Bossy, du Havre, est mort à cent six ans, mais Bichat a succombé à trente et un ans et Laennec à quarante-cinq. Les médecins praticiens sont victimes de leur profession pénible et quotidiennement lassante, avec, dit-on, tous les risques provenant d'une existence passée au milieu des miasmes et des causes d'infection.

Remarquons que cette dernière condition ne paraît pas avoir eu de l'influence sur la longévité des médecins légistes : Louis (Antoine) est mort à soixante-neuf ans, Chaussier à quatre-vingt-deux, Devergie à quatre-vingt-un, Tardieu à soixante et un, Tourdes à quatre-vingt-dix, Brouardel à soixante-neuf, Lombroso à soixante-treize, Thoinot à cinquante-sept.

Chez les *lettrés*, la longévité est plus prolongée.

Les *jurisconsultes* ont une moyenne d'âge qui atteint 70,3. Le président Troplong est mort presque centenaire.

Les *humoristes*, *philosophes*, *historiens* vivent longtemps.

Le groupe qui présente la plus faible longévité est celui des *romanciers*, des *dramaturges*, des *poètes*. Ces derniers sont des irréguliers de la vie, ils mènent une existence de bohème. Tels Villon, mort à cinquante-huit ans, Ponson du Terrail à quarante-deux, Balzac à cinquante, Flaubert à cinquante-neuf, Gérard de Nerval à quarante-sept, Hégésippe Moreau et Verlaine à cinquante-deux, Beaudelaire à qua-

rante-six, Musset à quarante-sept, A. Daudet
à cinquante-sept.

Il est possible d'opposer à ceux-ci la vie
réglée, méthodique, des poètes ou écrivains qui
ont atteint un âge avancé : Buffon meurt à
quatre-vingt-un ans; Renan à soixante-neuf
ans, bien qu'il eût une certaine obésité. Malgré
leurs persistantes amours, Pierre Corneille est
mort à soixante-dix-huit ans; Gœthe et Victor
Hugo à quatre-vingt-trois ans; Ibsen à soixante-
dix-huit ans.

Chez les *artistes* (peintres, sculpteurs, archi-
tectes, musiciens, acteurs), la longévité est
moins marquée, surtout celle des peintres et
des sculpteurs. Il y a eu d'heureuses exceptions : le Titien est mort de la peste à quatre-
vingt-dix-neuf ans, Michel-Ange à quatre-
vingt-neuf ans, Houdon et Ingres à quatre-
vingt-sept ans, le Tintoret, le Lorrain à quatre-
vingt-deux ans; Greuze, le sculpteur Barye à
quatre-vingts ans; le compositeur Lecocq,
auteur de *la Fille de Madame Angot*, à quatre-
vingt-sept ans; Auber à quatre-vingt-dix, Verdi
à quatre-vingt-huit, Reyer à quatre-vingt-six,
Rameau à quatre-vingt-cinq, et, parmi les
luthiers, Amadi à quatre-vingt-dix-huit et
Stradivarius à quatre-vingt-treize ans.

En résumé, il y a bien plus de chance de vie prolongée chez les intellectuels et les penseurs.

L'existence se conserve mieux par l'esprit et le cœur. Le cerveau est plus excitant ou plus excitable que les autres organes.

Legrand a consacré un chapitre de son livre aux *vertes vieillesses*. Il cite d'abord les monarques. Bernadotte, âgé de quatre-vingts ans, avec des facultés cérébrales intactes, présidait son Conseil des Ministres peu avant sa mort. De même. Christian IX, « le beau-père de l'Europe », mort à quatre-vingt-six ans. On ne peut oublier François-Joseph, empereur d'Autriche, type d'égoïsme surhumain, de despote, allant quotidiennement et à heure fixe prendre le thé chez sa maîtresse. Léopold, de Belgique, roi vert-galant, très intelligent, passait souvent quelques jours de distractions variées à Paris. Parmi les hommes d'Etat conservant le pouvoir à un âge avancé, rappelons le cardinal Fleury, mort à quatre-vingt-dix ans, Gœthe à quatre-vingt-trois. J. Finot dit que Gladstone et Bismarck « n'abdiquèrent qu'avec leur vie leur verdeur et leur combativité ».

En Angleterre, il y avait en 1897 des hommes politiques âgés de quatre-vingt-douze ans. Citons encore Palmerston, Disraeli. En

France, en 1871, dans les circonstances difficiles, ce furent des vieillards : Thiers, Rémusat, Barthélemy Saint-Hilaire qui ont tenu le gouvernail. A soixante-dix-huit ans, Dufaure était président du Conseil. Le Parlement comptait parmi ses membres des octogénaires et des nonagénaires : Wallon, Emile Deschanel, Passy; le grand chimiste Berthelot, mort à quatre-vingts ans, a travaillé jusqu'au bout de sa vie, M. de Freycinet est encore actif [1].

De même pour les grands artistes : le Titien, à quatre-vingt-quinze ans, termine son *Christ couronné d'épines;* Corot, à soixante-dix-sept ans, peint *le Village de Sin-le-Noble*, un de ses meilleurs tableaux, et, près de la quatrevingtième année, *l'Intérieur de la cathédrale de Sens*, qui est le chef-d'œuvre exquis de la vieillesse du maître.

Au Salon 1919, à quatre-vingt-sept ans, Bonnat expose des portraits qui montrent que le grand artiste n'a rien perdu de son talent.

---

[1] Actuellement, les *Premiers* des grandes puissances ont dépassé la cinquantaine : Clémenceau a soixante-dix-huit ans; Lloyd George, cinquante-six; Wilson, soixante-trois; Sonnino, soixante-douze :

Terminons en rappelant que Cervantès avait cinquante-cinq ans lorsqu'il publia la première partie de *Don Quichotte*.

Il est établi que les unions fécondes favorisent la longévité des deux sexes. Ces procréateurs deviennent vieux et transmettent à leurs progénitures cette disposition à la longévité. C'est nettement prouvé pour le côté paternel.

La précocité, c'est-à-dire un développement extraordinaire dès l'âge le plus tendre des facultés de mémoire, de calcul, de musique, de poésie, n'est pas un empêchement à la longueur de la vie. Rappelons que Dante rimait à neuf ans; Gœthe, à quinze ans, faisait jouer des pièces composées en français, Victor Hugo écrivait à treize ans en vers.

Michel-Ange et Giotto furent des artistes précoces; de même en musique, Mozart, Lulli et Rameau. Gluck composait des œuvres remarquables après soixante ans.

La plupart moururent à un âge avancé. Les uns et les autres eurent du génie par une longue patience.

La vérité est qu'il faut éviter le « forçage »; les végétaux ainsi traités succombent. Mais l'homme ne doit être surmené, d'aucune façon, pendant sa période de croissance.

La *taille* a une certaine importance. Ainsi les géants qui ont atteint une taille de 2^{m}68, 2^{m}50, 2^{m}40, sont presque tous morts jeunes.

Les centenaires sont de taille moyenne.

La petite taille est signe de longévité. Le général Tom Pouce avait 0^{m}57 de haut : il est mort à soixante ans. En 1784, mourut, en Angleterre, une naine de 1^{m}13 âgée de cent trois ans.

Mêmes constatations pour le développement exagéré des muscles ou du tissu graisseux. Les athlètes ne deviennent pas vieux. Les forts de la halle ne dépassent pas trente ou quarante ans. Pour les deux sexes : grossir c'est vieillir. Les obèses sont des malades. Ils ont moins de résistance vitale. Dans les familles, les maigres vivent plus longtemps que leurs sœurs ou frères gras.

Citons comme obèse extraordinaire ce juge de paix de Saint-Flour, mort en 1910 : il avait une taille de 1^{m}83 et pesait 258 kilos.

Rappelons que Byron, Balzac, Théophile Gautier, doués d'un embonpoint marqué, sont morts jeunes.

La chétivité est compatible avec une certaine longévité. Les enfants nés chétifs, les valétudinaires ont atteint un âge avancé, tels :

Fontenelle, Newton, Voltaire, Lamennais, Victor Hugo.

Les centenaires sont plus nombreux qu'on ne le pense. D'après Finot, le docteur van Ower a fait l'étude de deux cent trente et un centenaires, morts entre cent dix et cent trente ans. Dans les livres de Finot et de Legrand, on trouve l'énumération de certaines exceptions ayant atteint les âges bibliques, mourant « rassasiés de jour ». Il faut se méfier de ces faits, souvent cités et jamais contrôlés sérieusement.

Il en est de même pour les ménages dont les deux conjoints sont centenaires.

On peut être certain que, de nos jours, le contrôle des états civils étant sévère et mieux fait, on ne relève pas souvent de centenaires morts après cent quinze et cent vingt ans.

D'après les statistiques des dix dernières années du dix-neuvième siècle, on vit en moyenne 50 ans en Suède et Norvège, 45 ans et 3 mois en Angleterre, 44 ans et 11 mois en Belgique, 44 ans et 4 mois en Suisse, 43 ans et 6 mois en France, 39 ans et 3 mois en Autriche, 39 ans en Allemagne et en Italie, 32 ans et 4 mois en Espagne. La ville du monde où on meurt le plus est Bombay : 129 décès par an pour 1.000 habitants. Celle où l'on meurt le moins est Amsterdam : 14 décès annuels pour 1.000 habitants. Voici pour quelques autres villes : le Caire 38 ; Venise 34 ; Rome et Moscou 26 ; Vienne 21 ; Paris 20 ; Berlin, Bruxelles et la Haye, 16 décès annuels par 1.000 habitants.

En Angleterre, on comptait 146 centenaires sur 27 millions d'habitants ; en Espagne, 401 centenaires sur 18 millions ; en France (recensement de 1886), 25 centenaires ; en Suisse, 25 personnes (9 hommes et 16 femmes) âgées de 105 à 109 ans. Dans toute l'Europe, il y aurait eu alors 494 centenaires (229 hommes et 265 femmes).

Nous vivons à une époque où la vie s'est améliorée pour le plus grand nombre : bien-être, propriétés morcelées, longévité même sont des facteurs plus marqués de l'existence humaine.

Avant 1789, la durée moyenne de la vie était de vingt-huit à vingt-neuf ans.

De 1800 à 1825 elle est de trente-deux ans.

Vers 1850 de trente-sept ans, et de quarante ans en 1881. Finot (p. 20) écrit « : Sur 1.000 personnes nées en 1700, il n'en existait en 1750 que 246, mais la statistique générale de France montre que, sur 1.000 personnes nées en 1850, environ 490 devaient être encore vivantes en 1900.

« La Caisse Nationale des Retraites pour la vieillesse en France a fait du reste la même constatation au prix d'un déficit considérable, survenu dans ses fonds. Ayant adopté pour base de ses calculs les tables de Deparcieux, faites pour le xviie siècle d'après la mortalité des classes les plus aisées de la société, elle s'était vue obligée de faire appel à l'Etat, qui lui a alloué, en 1884, une somme de onze millions, dont le déficit a été occasionné par la longévité inattendue et supérieure à ses prévisions. »

Que d'améliorations pourraient encore être apportées par les pouvoirs publics, s'ils voulaient solutionner les problèmes d'hygiène sociale dont nous avons parlé.

IV

LES AGES DE LA VIE ET LA VIEILLESSE

D'APRÈS LA LÉGISLATION [1]

La loi s'est occupée de la constatation de l'âge au point de vue du droit *civil* et du droit *criminel*. Ainsi elle fixe à soixante ans la transformation de la peine des travaux forcés en celle de la réclusion, elle maintient jusqu'à soixante-dix ans la durée de la contrainte par corps.

En droit *administratif*, on indique l'aptitude à des travaux et à des fonctions diverses : l'âge des retraites.

Le Code civil parle de la force de l'âge pour

---

[1] Art. « Age », *Médecine légale* du Dechambre, par TOURDES. — Professeur RAUZIER, *Traité des Maladies des Vieillards*, Paris, 1912. — LACASSAGNE et ETIENNE MARTIN, *Précis de Médecine légale*, 3ᵉ éd., Paris, Masson, 1920.

les personnes au-dessous de soixante ans (art. 720, 721, 722). La loi du 19 juillet 1907, sur la relégation des récidivistes, s'occupe des condamnés de soixante ans, articles 6 et 8. Le Code civil (art. 433) dit que les vieillards de soixante-cinq ans peuvent refuser la tutelle. Ceux de soixante-dix ans sont visés dans les articles 800 du Code de procédure civile et 70, 72 du Code pénal. Les septuagénaires n'ont pas à prouver leur invalidité : ils sont admis à l'assistance s'ils sont Français et privés de ressources.

Le Code civil, article 129, s'occupe de l'âge de cent ans, à propos des déclarations d'absence.

Les *signes de l'âge des vieillards* sont indiqués par des caractères anatomiques, physiologiques, cliniques et même pathogiques.

On juge de l'âge du vieillard vivant par l'apparence extérieure et le fonctionnement des organes. De là des signes d'une certaine valeur.

L'*aspect* donne une appréciation, mais il ne faut préciser qu'à cinq ans près et parfois dix ans dans les cas de vieillesse précoce ou de verte vieillesse. Pour celle-ci on commet souvent des erreurs. Après soixante ans pour la plupart, après soixante-dix pour quelques-uns, l'homme est un vieillard. La femme entre dans la vieillesse deux ou trois lustres plus tôt.

La vieillesse et l'âge avancé changent complètement la physionomie, l'allure, le port ou maintien, la démarche.

Dans les deux sexes, il y a même aspect extérieur, et parfois telle ressemblance, que la distinction se fait par les vêtements. La peau se plisse, les rides sont fréquentes et profondes à l'angle de l'œil, la patte d'oie ; à l'oreille, le tragus[1], dont les rides marquées sont relevées dans le signalement policier, les duplicatures et lés bourrelets de la nuque. Voilà les irréparables outrages. Les cheveux tombent ou deviennent blancs. Les sourcils blanchissent lentement : quand ils ont disparu, c'est le commencement de la fin.

Il faut préciser l'expression de la face, sa coloration. Au visage, la pâleur est plus accusée : c'est une coloration de vieil ivoire. Sur les pommettes ou les joues des taches brun jaunâtre, plates ou surélevées dites crasses,

---

[1] Les rides prétragiennes indiquent l'âge : la première apparaît vers trente ans, ensuite une par période décennale. D'après Reiss, elles sont distinctes des rides tragiennes du système bertillonien (portrait parlé).

verrues séniles, fleurs de cimetière, dépôts de pigments sur la peau du visage et sur le dos des mains, la sécheresse de la peau parfois écailleuse, les artères pulsatiles, la dilatation des veines des mains, tous signes extérieurs des troubles qui se passent dans les glandes de la peau.

Les *ongles* deviennent durs, plissés par des sillons longitudinaux : ces affections chroniques sont des onychoses. Leur développement avec épaississement, dureté excessive, changement de direction en forme de griffes, s'observe sur les orteils et prend le nom d'onychogryphose.

A propos des ongles (thèse de Villebrun, Lyon, 1882) Arloing disait : « les ongles sont, plus qu'on ne se l'imagine, le miroir où se reflète l'état de la nutrition générale. » C'est aussi vrai pour les cheveux, ainsi qu'on le constate chez les malades, les aliénés, les vieillards.

La *chevelure* tombe de bonne heure et change de coloration[1]; les anciens disaient,

---

[1] ..... Aujourd'hui, la vieillesse venue,
Sous mes faux cheveux blancs déjà toute chenue,
A jeté sur ma tête, avec ses doigts pesants,
Onze lustres complets surchargés de trois ans.
(BOILEAU).

a cervice calvities, a temporibus canities. Dans l'alopécie sénile, les bulbes des poils s'atrophient et il se produit une sorte de duvet comme au premier âge de la vie. Les poils des membres sont moins longs, plus grêles. La barbe se maintient. On a constaté la conservation des cheveux et des dents chez des centenaires.

La taille. Elle diminue de 7 à 8 centimètres; à quatre-vingts ans, il y a des déformations de la colonne, usure des cartilages, affaissement des vertèbres et du col du fémur. Il y a une longévité plus marquée des individus à petite taille. A Lyon, on dit : les « petits vieux » et les « petites vieilles » des pensionnaires de la Charité.

Le poids. La perte de poids se montre après soixante ans. Plus tard, elle est de 6 à 7 kilogrammes environ; à quatre-vingts ans, le poids s'est abaissé au moins de 9 à 10 kilogrammes pour l'homme et de 8 à 9 pour la femme.

De même se montrent, de manière différente, les dépôts de graisse, il y a surcharge en certains points. Chez les vieillards, on constate un embonpoint persistant ou une maigreur marquée.

Les dents. Elles sont usées, jaunâtres et

noirâtres au début de la vieillesse, puis elles s'ébranlent et tombent, d'où l'excavation des joues et le menton en galoche. Les dernières dents sont les canines et les incisives de la mandibule. Lassaigne et Bibra ont montré que chez les vieillards la composition des dents est à peu près celle des dents de l'enfant.

L'œil. Il y a, avec l'âge, des modifications du globe oculaire et du pouvoir d'accommodation, changement de la couleur de l'iris, du pigment de la choroïde, la tache jaune de la rétine. Il se produit des taches grisâtres du fond de l'œil, le cristallin devient jaunâtre et graisseux. Quelques vieillards n'éprouvent pas ces altérations.

L'arc ou cercle sénile est un signe assez caractéristique de la dernière étape de la vie. D'après les recherches de Stœber et Tourdes, l'influence de l'âge est certaine et de plus en plus marquée. De soixante-cinq à soixante-dix ans, l'arc sénile est fréquent; de soixante-dix à soixante-quinze, il existe presque toujours; après cette période, son absence est une exception; c'est donc bien le signe caractéristique de la seconde partie de la vieillesse.

L'ouïe devenue difficile est retardée chez la

femme, mais devient plus complète. De même s'affaiblissent ou disparaissent d'abord l'odorat, puis le goût et le toucher.

On peut encore signaler les changements de la voix, la durée du sommeil, l'affaiblissement, les mouvements moins précis.

Les organes génitaux. Les troubles de la peau que nous avons indiqués retentissent sur le rein. Les médecins disent que la peau vicarie le rein, c'est-à-dire lui vient en aide, le supplée. Chez le vieillard, les organes génito-urinaires s'affaiblissent : l'homme, dès qu'il vieillit, constate des troubles de la miction, des besoins plus fréquents d'uriner, surtout nocturnes ; la sortie de l'urine est lente, saccadée.

La disparition des règles indique, chez la femme, la fin des fonctions génitales ; c'est le plus souvent entre quarante-cinq et cinquante ans.

Chez le vieillard, les organes génitaux s'atrophient par suite de la diminution d'énergie de la fonction. Mais le sperme continue à être sécrété, et les spermies peuvent être fécondantes.

Avec les années, le poids des organes génitaux varie peu. Les testicules sont moins atteints que les ovaires. D'après Duplay (De l'état du sperme chez les vieillards, *Arch. de Médecine*, 1852), vers soixante ans, le poids des testicules diminue. Ce médecin a examiné, au point de vue du sperme, les testicules recueillis dans les autopsies de cinquante et un vieillards âgés de plus de soixante-dix ans, et il a trouvé trente-sept fois des spermatozoïdes qui, sur vingt-sept sujets, étaient en tout semblables à ceux des hommes de l'âge moyen de la vie. Il en a été de même sur un sujet de quatre-vingt-dix ans.

Doyon *(Physiologie*, t. V, p. 802) dit que, chez l'homme (et chez beaucoup d'animaux domestiques), la faculté génésique peut se prolonger jusqu'à une extrême vieillesse. Vers soixante ans, chez tous les vieillards, les spermatozoïdes sont moins nombreux, beaucoup mal formés avec une queue imparfaite. Il peut y avoir des spermatozoïdes à un âge très avancé. Sur un centenaire de cent deux ans, examiné avec notre collègue et ami le professeur Florence, nous avons trouvé des spermatozoïdes.

Chez la plupart des vieillards, il y a hypertrophie des lobes latéraux de la prostate, une verge flasque et un scrotum non contractile.

Les limites d'âge de la paternité [1]. On cite Caton le Censeur qui se maria à quatre-vingts ans, et eut un fils : cependant, à Rome, une loi souvent violée défendait le mariage aux septuagénaires.

Le Dr Defournelle (Pierre), né le 25 octobre 1690, à Barjac (Ardèche), est mort le 5 décembre 1809, à l'âge de cent dix-neuf ans. Il publia, à Paris, en 1772, un volume : *la Nature dévoilée*. En 1792, il se maria avec une fille de vingt-six ans, « dont il eut des enfants ».

Foissac et Finot citent le baron Baravicini de Capelli, mort à cent-quatre ans, laissant sa quatrième femme enceinte de son huitième enfant.

En 1860, M. Tyler, ancien président des États-Unis, se maria à l'âge de soixante-quinze ans, et fut père d'une fille.

Lakanal, en 1837, était âgé de soixante-quinze ans, mais, dit Mignet, il ne paraissait en avoir que soixante : « Une intelligence ferme, des habitudes tempérantes... l'activité dans la modération lui avaient conservé la santé du corps et la vigueur de l'âme. Il disait, avec autant de vérité que d'esprit :

---

[1] H. PICARD, *Chronique médicale*, p. 615, 1906.

« Mon extrait de baptême est vieux, mais non
« pas moi, et quand on me donne un grand
« âge, je réponds comme Moncrif à Louis XV :
« *On me le donne, mais je ne le prends pas.* »
Lakanal se maria et eut un fils à soixante-
dix-sept ans. Le 14 juillet 1842, il célébra sa
quatre-vingtième année de naissance, en allant
à pied de son domicile rue Royale-Saint-
Antoine pour herboriser sur les coteaux de
Montmorency, comme l'avaient fait son maître
J.-J. Rousseau et son ami Bernardin de Saint-
Pierre. « Marivaux se maria au même âge avec
une belle jeune femme, éprise de son amabilité,
en eut une charmante fille, et répondait gaie-
ment aux félicitations de ses amis que c'était
une licence poétique. » Rappelons que le duc
de Bouillon, à soixante-six ans, eut un fils,
le grand Turenne. Plus près de nous, M. Fer-
dinand de Lesseps eut, à un âge avancé. un
dernier enfant.

Les fonctions organiques. Il y a un pouls
sénile, bien spécial de l'artério-sclérose, et le
signe révélateur des modifications de l'aorte à
son origine. La respiration se fait moins bien,
la capacité pulmonaire est diminuée, les inspirations sont moins complètes et la quantité
d'air introduite est moindre. En résumé, dit

Tourdes, l'oblitération des vaisseaux, la dégénérescence graisseuse, l'induration calcaire, l'augmentation des produits carbonés ou hydrogénés, l'appauvrissement en oxygène et en azote, sont les caractères qui appartiennent à la dernière période de la vie.

Les os. Il se produit, avec l'âge, des *soudures :* ainsi, de quarante à cinquante ans, du sacrum et du coccyx, de la poignée du sternum, des petites cornes de l'os hyoïde.

Vers soixante ans, la pointe xyphoïde se soude au sternum. Haller a vu cet appendice rester isolé et un peu cartilagineux, même chez des centenaires.

Après soixante-dix ans, il se fait une soudure de la face antérieure du corps des vertèbres, les cartilages sont usés, ou bien formation des stalactites osseuses ; il en résulte l'obligation de l'attitude courbée des vieillards. On a même trouvé une ankylose du rachis et la réunion de l'axis et de la troisième vertèbre.

Avec l'axe, les *sutures craniennes* tendent à s'effacer, le tissu intermédiaire entre les dentelures s'ossifie. Le travail commence sur la table interne.

Voici l'évolution de ces *synostoses craniennes* d'après Sauvage *(Recherches sur l'état sénile du crâne,* 1870) : Si aucune suture n'est atteinte, le sujet a environ trente-cinq ans. Le point sagittal postérieur commence à se former vers l'âge de quarante ans. La suture coronale s'ossifiant au voisinage du bregma indique l'âge de cinquante au plus. Quand la suture temporale est fermée, le sujet a soixante-dix et au-dessus.

Division des âges. Zacchias (1584-1659), l'illustre médecin-expert près la Cour de Rote, a résumé la science médico-légale du XVIIe siècle. Il déclarait qu'une division multiple de l'âge était nécessaire aux jurisconsultes, d'où sept âges : *infantia, pueritia, pubertas, juventus, virilitas, senectus et decrepitas.* La vieillesse commence à soixante ans — « évidemment alors, tous ceux de cet âge doivent être considérés comme des vieillards ». — Elle peut être envisagée sous trois phases successives : 1° *cruda viridisque senectus,* la vigoureuse et verte vieillesse ; 2° la vieillesse proprement dite ; 3° l'âge avancé, le grand âge et alors l'âge se juge non par le nombre d'années, mais par l'état des forces. D'après Zacchias, à soixante-dix ans, l'homme ne devrait plus s'occuper des affaires publiques. C'est, en effet, l'âge de la retraite des fonctionnaires civils.

Pour notre maître Tourdes, il y a dans la vieillesse deux périodes distinctes ; soixante à soixante-quinze ans, soixante-quinze à quatre-vingt-dix et au delà. « Entre soixante-dix et soixante-quinze ans, se prononcent avec plus d'énergie les signes caractéristiques, la diminution de la capacité respiratoire et de l'activité des principales fonctions, les modifications du système osseux, du poids et de la structure des organes. Ici la distinction peut encore être faite de dix en dix ans. »

Du rajeunissement. On a parfois discuté, en médecine légale, le problème du rajeunissement, cette sorte de résurrection juvénile. Tourdes donne à ce sujet de curieux renseignements et cite les preuves qui furent avancées en faveur de la possibilité de rajeunir.

Il existe des observations nombreuses de troisième dentition survenant avec les mêmes symptômes que la première. On a cité l'apparition de molaires à soixante-douze ans (Serres), à soixante-quinze ans (Yahn), à quatre-vingt-douze ans (Goeze). Hufeland parle d'un homme de cent seize ans qui eut huit dents nouvelles. Celles-ci tombèrent et d'autres survinrent, de telle sorte que, dans l'espace de quatre années, cinquante dents percèrent.

Ces dents-là sont des molaires petites et non résistantes.

Chez la femme, la menstruation a reparu à soixante-quinze ans, à soixante-dix-huit, à quatre-vingts. Haller cite l'exemple de quelques femmes ayant eu une seconde jeunesse : après une longue suppression, les règles sont revenues à cinquante-cinq, soixante-dix et même quatre-vingt-dix ans. D'après Fodéré, « ces fleurs tardives ont encore porté des fruits ». Starck donne l'observation d'une femme dont la ménopause commence à quarante-six ans, ses règles reviennent à cinquante-neuf ans, il y a grossesse, naissance d'un enfant bien constitué, qu'elle nourrit. Elle mourut à quatre-vingts ans.

On a cité des cas de cheveux reprenant leur couleur, de réveil de l'intelligence, de vue rétablie, avec les forces d'autrefois. Tout cela est un peu suspect. Il y a des problèmes nouveaux de médecine légale et des questions médico-légales éteintes ou disparues. Le « rajeunissement » peut aller rejoindre la « combustion spontanée » dans l'armoire des oubliettes.

V

LES VIEILLARDS JUGÉS

LES PHILOSOPHES ET LES LITTÉRATEURS

Le choix de ces pensées, à différentes époques de l'histoire, indique l'opinion de grands esprits sur l'état physique et moral des vieillards. La gerbe est intéressante. Comment pourrait-on se faire une juste appréciation de la vieillesse, sans connaître le jugement de ces vénérables prédécesseurs ?

CICÉRON

Caton l'Ancien ou de la Vieillesse (édition Le Clerc, tome XXXIV).

III. Les meilleures armes de la vieillesse sont les lettres et la vertu. Cultivées à tout âge, après une vie longue et bien remplie, elles produisent des fruits merveilleux.

XV. J'en viens maintenant aux plaisirs de l'agriculture, qui ont pour moi un charme incroyable. Ceux-là ne sont pas interdits à la vieillesse, et ils me paraissent les plus analogues aux mœurs du sage. Ils ont pour objet la terre, qui, toujours docile à la main qui la gouverne, ne rend jamais qu'avec usure ce qu'elle a reçu, mais quelquefois avec moins, souvent avec plus de profit. Cependant ce ne sont pas seulement les fruits de la terre qui me charment, c'est aussi la nature et la vertu de la terre... Les moissons, les prairies, les vignobles et les arbres ne sont pas les seuls ornements de la campagne ; il faut y joindre les jardins, les vergers, les bestiaux, les pâturages, les essaims d'abeilles, les différentes espèces de fleurs. Outre les plaisirs des plantations, j'ai encore celui des greffes ; l'agriculture n'a rien trouvé de plus ingénieux.

XVII. Rien de plus agréable et de plus utile qu'une campagne bien cultivée : et, loin que la vieillesse nous empêche d'en jouir, elle nous y appelle au contraire et nous y convie. Où donc les vieillards pourraient-ils trouver un feu plus vif, un soleil plus ardent pour se réchauffer, ou des ombrages et des eaux plus salubres pour se rafraîchir ?

XXIII. Mais, dira-t-on, les vieillards sont moroses, inquiets, irascibles, difficiles; enfin, pour ne rien oublier, ils sont avares. Ces défauts viennent des mœurs, et non de la vieillesse... Il en est des hommes comme des différents vins, qui ne s'aigrissent pas tous en vieillissant.

J'approuve la sévérité dans la vieillesse, pourvu qu'elle soit modérée, comme tout doit l'être ; mais l'âpreté est toujours condamnable. Quant à l'avarice du vieillard, je ne la comprends pas. Quelle folie d'augmenter ses provisions de voyage à mesure que le terme du voyage est plus prochain.

XX. Chaque âge a son terme marqué ; il n'y a que la vieillesse qui n'en ait point de fixe. Un vieillard jouit pleinement de la vie aussi longtemps qu'il peut remplir exactement tous ses devoirs : il jouit de la vie en méprisant la mort. C'est par là que la vieillesse est plus forte et plus courageuse que la jeunesse.

X. Le cours de notre vie est fixé, et la voie de la nature est une et simple. Chaque âge a son caractère particulier. C'est ainsi que la nature a donné la faiblesse à l'enfant, la fierté à la jeunesse, la gravité à l'âge viril, la caducité à la vieillesse : le fruit est mûr, il doit tomber.

D'après Cicéron, quatre causes font paraître la vieillesse misérable : l'éloignement des affaires, l'affaiblissement du corps, la privation des plaisirs, la mort prochaine.

Nous faisons une autre cueillette dans les *Pensées morales de Cicéron* (recueillies et traduites par M. Levesque, collection des *Moralistes anciens*, Paris, Didot, M. DCC. LXXXII).

XCVI. Tous souhaitent de parvenir à la vieillesse, tous l'accusent quand ils y sont parvenus : tant est grande notre inconstance, la légèreté de nos vœux et notre perversité ! Mais, disent-ils, elle est venue plus tôt que nous ne pensions. Eh ! qui vous obligeait à penser faux ? A-t-elle donc succédé plus tôt à l'adolescence que l'adolescence aux premières années de la vie ? La trouveraient-ils moins pesante si elle s'était fait attendre huit siècles, que lorsqu'elle vient à quatre-vingts ans ? Croyez-moi, la plus longue durée d'un âge écoulé ne pourrait adoucir les chagrins d'une folle vieillesse.

XCVII. Les vieillards doux, modérés, et d'une humeur facile, jouissent d'une vieillesse supportable : l'humeur difficile et chagrine rend désagréable à tout âge.

XCVIII. Jointe à la grande misère, la vieillesse n'a pas de douceur même pour le sage :

unie à la plus grande fortune, elle est encore fâcheuse pour l'insensé.

XCIX. Gorgias, maître d'Isocrate, vécut cent sept ans et ne cessa jamais de s'appliquer à l'étude. On lui demandait un jour s'il avait du plaisir à vivre si longtemps. « Je n'ai pas, dit-il, à me plaindre de la vieillesse.. »

C. Les insensés rejettent sur la vieillesse leurs fautes et leurs vices.

CI. Dira-t-on que la vieillesse nous rend incapables des affaires? Desquelles? de celles qui conviennent à la jeunesse et qui exigent des forces. Mais n'est-il donc rien dont un vieillard soit capable, rien qu'on puisse faire avec un esprit sain et un corps affaibli !

CII. Le grand âge nuit à la mémoire : mais je n'ai jamais entendu dire qu'un vieillard ait oublié l'endroit où il a caché son trésor ; il se ressouvient à merveille de tout ce qui l'intéresse ; il sait fort bien à qui il a affermé ses terres, quels sont ses créanciers et surtout ses débiteurs.

CIII. Les respects, l'amour de la jeunesse font le charme de l'âge avancé. Comme les sages vieillards se plaisent à la conversation des jeunes gens qui montrent un heureux caractère, de même la jeunesse honnête aime à recevoir les leçons des vieillards et à se laisser guider par eux dans l'étude de la vertu.

CIV. Je ne désire pas plus aujourd'hui les forces de la jeunesse que je ne désirais autrefois celles de l'éléphant. Il faut mettre en usage ce qui nous est accordé, et ne rien entreprendre qui surpasse nos forces.

CV. Je n'approuve pas cet ancien proverbe qui nous engage à devenir vieux de bonne heure, si nous voulons l'être longtemps : j'aime mieux être moins longtemps vieux que de l'être avant de le devenir.

CVI. Il est un grand nombre de vieillards si faibles qu'incapables de tout ils ont à peine la force de vivre : mais ce n'est point un défaut propre à la vieillesse; c'est un vice de santé commun à tous les âges. Est-il bien étonnant que des vieillards soient faibles, lorsque tant de jeunes gens le sont aussi?

CVII. Le corps s'appesantit par les exercices violents et par la fatigue excessive ; l'esprit devient plus actif et plus léger par l'exercice.

CVIII. J'aime à voir, dans un jeune homme, quelques bonnes qualités de la vieillesse; et quelques bonnes qualités de la jeunesse dans un vieillard.

CIX. La vieillesse est plus faiblement chatouillée par la volupté : mais elle n'en a pas même le désir. Ecartez le désir, aucune privation n'est douloureuse.

CX. Le dérèglement des mœurs, honteux à tout âge, devient surtout odieux dans la vieillesse : mais si l'impudicité s'y joint, c'est un double malheur ; car la vieillesse se couvre d'opprobre et la jeunesse vicieuse reçoit un encouragement à son impudence.

CXI. Ce qui inquiète, ce qui tourmente surtout l'âge avancé, c'est l'approche de la mort ; car enfin elle ne peut être alors fort éloignée. O misérable vieillard, qui n'a pu apprendre dans le cours d'une si longue vie à mépriser la mort !

CXII. Mais quel est même le jeune homme assez insensé pour oser se répondre qu'il vivra jusqu'au soir ? Les causes de la mort sont en bien plus grand nombre à son âge que sur le déclin de la vie ; on tombe plus aisément malade, les maladies sont plus graves et plus difficiles à guérir. Aussi combien peu parviennent à la vieillesse !

CXIII. La perte de nos forces est bien plus souvent causée par les vices de la jeunesse que par les ravages des années. C'est la jeunesse intempérante et licencieuse qui livre à la vieillesse un corps usé.

CXIV. Rien ne me semble long dès que j'en prévois le terme. Quand une fois ce terme est venu, tout ce qui a pu le précéder est écoulé. Que vous en reste-t-il? Ce que vous avez acquis par vos bonnes actions et vos vertus. Les heures, les jours, les mois, les années, tout fuit : le temps passé ne revient plus, et l'on ne peut savoir ce qui doit suivre.

CXVII. Je ne me repentirai pas d'avoir vécu, si j'ai vécu de manière à me rendre témoignage que je ne suis pas né en vain.

CXXX. La plupart des hommes ne connaissent rien de bon au monde que ce qui peut leur rapporter du profit. Ils choisissent des amis comme nous ferions des bestiaux, et préfèrent ceux dont ils comptent tirer le meilleur parti.

CXXXIV. Un enfant meurt, on croit devoir s'en consoler : il meurt au berceau, on ne pense pas même à se plaindre. Mais vous voyez bien que la nature lui redemande plus rigoureusement qu'aux autres ce qu'elle lui avait prêté. Il n'avait pas encore, dira-t-on, goûté le plaisir de vivre ; et, quand on a commencé à jouir de la vie, on a déjà formé de grandes espérances. Mais, en toute autre occasion, on aime mieux obtenir quelque chose que de se voir tout refuser : pourquoi n'en est-il pas de même de la vie ? Callimaque a fait une réflexion bien sage : le vieux Priam, dit-il, a versé bien plus de larmes que le jeune Troïle.

CXXXVI. Comparons à l'éternité la plus longue vie de l'homme : elle nous paraîtra presque aussi courte que celle de ces insectes qui ne vivent qu'un jour.

CXXXVII. La mort devient facile à supporter quand on peut se consoler, en ses derniers instants, par le souvenir d'une belle vie.

CLXVIII. Heureux, dit Platon, qui, du moins dans sa vieillesse, peut atteindre à la sagesse et saisir la vérité !

CLXXVIII. ..... Et que t'importe après tout que les hommes qui doivent naître parlent un jour de toi, lorsque ceux qui sont nés avant toi n'en ont jamais parlé ? Ils n'étaient pas en moins grand nombre ; ils valaient mieux sans doute.

CLXXXVIII. La vie des morts consiste dans le souvenir des vivants.

SÉNÈQUE

Morale. Collection des *Moralistes anciens, dédiée au Roi,* 2 vol. in-32, chez Didot l'Aîné, M.DCC.LXXXII.

IV. S'accommoder avec la pauvreté, c'est être riche : l'on est pauvre, non pour avoir peu, mais pour désirer beaucoup.

XIV. La vieillesse a des charmes lorsqu'elle ne va pas jusqu'à la caducité. Je crois même qu'au bord de la tombe il y a des plaisirs à goûter ; ou du moins (ce qui tient lieu de plaisirs), on n'en a plus besoin.

XVI. La vie heureuse est le fruit d'une sagesse consommée : la vie supportable, d'une sagesse commencée.

XX. Qu'est-ce que la sagesse ? c'est la science de toujours vouloir ou ne vouloir pas la même chose.

XXI. On sort de la vie, dit Epicure, comme si l'on ne faisait que d'y entrer. Ce qui me plaît surtout de cette pensée, c'est le reproche d'enfance fait aux vieillards. Du reste, elle est fausse ; on ne sort pas de la vie comme on y est entré : nous mourons plus mauvais que nous ne sommes nés. La faute en est à nous et non à la nature.

XXVIII. Quelle honte pour un homme déjà vieux, ou près de l'être, de n'être sage que par ses livres, et de n'avoir pour appui que sa mémoire !

XXX. On peut étudier à tout âge ; mais non pas à tout âge être étudiant. Rien de plus honteux et plus ridicule qu'un vieillard abécédaire. On doit amasser dans la jeunesse, et jouir dans la vieillesse.

XL. Il faut être éveillé pour raconter ses songes, et guéri de ses vices pour les avouer.

XLI. On ne vit pas pour soi, dès qu'on ne vit pour personne.

XLIV. La vieillesse est le fruit de la sobriété ; et si elle ne vaut pas son désir, elle ne mérite pas non plus un refus. Il est agréable de rester longtemps avec soi, quand on s'est rendu une jouissance digne de soi.

L. Ce qu'on apprend au moment de partir, quand servira-t-il et à quoi? à partir meilleur. N'en doutez pas, l'âge le plus fait pour la vertu, c'est quand l'expérience et les révolutions ont éclairé l'homme, quand ses organes sont épuisés, et ses passions apprivoisées. Alors il peut marcher sans obstacle vers le bonheur. La vieillesse en est la saison ; et qui devient sage dans la vieillesse ne le devient que par elle.

LII. Nous tenons à la vie comme d'anciens locataires que l'habitude familiarise avec les incommodités de leur demeure.

LXXXVII. Etudiez, non pour savoir plus, mais pour savoir mieux que les autres.

XC. Nous naissons inégaux, mais nous mourons égaux. L'auteur des lois communes à tout le genre humain n'a établi les distinctions de la naissance et des rangs, que pour le temps où nous vivons ; quand on est arrivé au terme fatal, il dit à l'ambition de disparaître, et veut que tout ce qui pèse sur la terre subisse la même loi.

XCIII. Que servent à tel homme quatre-vingts ans passés dans l'inaction ? ce n'est pas avoir vécu, mais avoir traversé la vie ; ce n'est pas être mort tard, c'est avoir été mort très longtemps. C'est par les actions et non par la durée, qu'il faut mesurer la vie. Il a vécu quatre-vingts ans : dites qu'il a existé quatre-vingts ans ; à moins que vous n'entendiez qu'il a vécu comme l'on dit que les arbres vivent.

CIX..... Il y a de l'humanité à conserver soigneusement sa vieillesse, cet âge dont les fruits sont plus abondants, et la garde moins pénible ; cet âge qui fait un usage plus vigou-reux de la vie, quand on sait qu'elle est agréable, utile et désirable pour quelqu'un des siens. D'ailleurs ce soin est accompagné d'une joie intérieure qui en est la récompense. Quoi de plus doux que d'être assez cher à sa femme pour en devenir plus cher à soi-même ?

CXXXV. Aucun de ceux qui disent du mal de la mort n'en a fait l'épreuve.

CLIX. Où est l'homme même assez grand

pour que la fortune ne le mette pas dans le cas
d'avoir besoin même des plus petits?

CLXVI. L'homme ne tombe pas tout à coup
dans la mort ; il s'avance vers elle pas à pas.
Chaque jour, nous mourons, chaque jour nous
enlève une partie de notre vie, et notre croissance même n'est qu'un décroissement de la
vie. Ce n'est pas l'écoulement de la dernière
goutte, mais des précédentes, qui vide une
clepsydre : ainsi le jour où l'on cesse de vivre
ne fait pas la mort, mais la consomme ; on
arrive au terme, mais on était en route depuis
longtemps. Il y a donc plus d'une mort, celle
qui nous enlève n'est que la dernière.

CXCI. De cette foule de substances qui
disparaissent à mes yeux pour rentrer dans le
sein de la Nature d'où elles sont sorties et sor-
tiront encore, nulle n'est anéantie. Tout cesse,
rien ne périt : et cette mort, que nous repous-
sons avec effroi, n'ôte pas la vie ; elle ne fait
que la suspendre. Ces destructions apparentes
ne sont que des changements de formes.

CCXVII. Le terme de la vieillesse n'est pas
plus le même pour tous les hommes, qu'il n'est
le même pour tous les animaux. On ne meurt
jamais trop tôt, quand on ne pouvait pas vivre
plus longtemps qu'on n'a vécu.

CCXVIII. Notre erreur générale est de ne croire approcher de la mort que dans la vieillesse et le déclin de l'âge, tandis que l'enfance, la jeunesse et les autres périodes de la vie conduisent au même but. L'enfance est engloutie par l'âge puéril, celui-ci par la puberté, la puberté par la jeunesse, la jeunesse par la vieillesse. Entendez bien, et vous verrez que nos accroissements ne sont que des pertes.

CCXXX. Si vous vous emportez contre les jeunes gens et les vieillards parce qu'ils pèchent, emportez-vous donc aussi contre les enfants parce qu'ils pécheront un jour.

CCLXXVII. Tâchons de rendre notre vie semblable aux métaux précieux, qui ont beaucoup de pesanteur sous un petit volume; c'est par les actions et non par la durée, qu'il faut la mesurer. Il est possible et même ordinaire d'avoir vécu peu quoique longtemps.

LXXVIII, tome II. Le repos et les occupations de la retraite sont incompatibles avec le goût des affaires publiques, avec le besoin d'agir et l'inquiétude naturelle qui en est la suite. On trouve peu de consolation en soi-même, privé des plaisirs momentanés que l'occupation même procure aux gens en place; on ne s'accommode point de sa maison, de sa solitude, de sa prison : de là cet ennui, ce dégoût de soi-même, cette rotation continuelle d'un esprit qui ne peut se fixer, enfin la douleur l'amertume d'une retraite involontaire. Le comble du malheur est qu'on n'ose avouer son mal ; la honte enfonce les plaintes dans l'intérieur de l'âme.

CCXXI. La colère des enfants et des femmes a plus de vivacité que de force. Les vieillards sont plutôt chagrins et grondeurs que colères, de même que les malades, les convalescents et ceux dont la chaleur a été épuisée par la fatigue ou par la perte de leur sang.

SWIFT

Voyages de Gulliver, satirique et humoriste, publié en 1726.

Après avoir vu le nanisme de Lilliput et le gigantisme de Brobdingnag, Gulliver, continuant son voyage, fait connaissance dans le royaume de Luggnagg des *Struldbruggs* ou *immortels*. C'est le cortège de la décadence humaine produite par l'âge avec les infirmités et l'amoindrissement physique et intellectuel. Or, ces Struldbruggs ne peuvent mourir. Dès qu'ils ont dépassé trente ans, ils deviennent de

plus en plus mélancoliques jusqu'à la quatre-
vingtième année. La plus heureuse solution
est lorsqu'ils sont atteints d'une démence complète.

« Les moins misérables, dit Gulliver, étaient
ceux qui radotaient, qui avaient tout à fait
perdu la mémoire, parce qu'ils excitaient la
commisération en même temps qu'ils étaient
exempts des mauvaises qualités qui abondaient
chez les autres immortels. »

Notre ami, le Dr Max Simon, vers la fin du
siècle dernier, médecin en chef à Bron, a publié
en 1893 un curieux petit volume sur Swift, étude
psychologique et littéraire. Il dit à ce propos :
« Non, aucun écrivain n'a senti, comme Swift,
la triste condition de la vieillesse, de cette
faiblesse humiliée, de cet isolement qui rend le
vieillard arrivé à la décrépitude à peine pensant, vivant seulement d'une vie végétative,
indifférent à tout ce qui l'entoure, le retran-
chant presque du reste de l'humanité[1]. »

---

[1] Swift, dans une brochure humoristique : *Résolutions
pour l'époque où je deviendrai vieux*, recommande : Ne
point épouser une jeune femme. N'être point maussade,
ni morose, ni soupçonneux. Ne pas mépriser le présent,
ses manières de voir, son genre d'esprit, ses modes ; etc.
Ne pas être cupide. Ne pas rabâcher sans cesse les mêmes
histoires aux jeunes gens, etc., etc.

LA ROCHEFOUCAULD

Réflexions ou Sentences et Maximes morales. (Edition des
Moralistes Français, Didot, 1841.)

V. La durée de nos passions ne dépend pas
plus de nous que la durée de notre vie.

XIII. Toutes les passions ne sont autre
chose que les divers degrés de la chaleur et de
la froideur du sang.

XXI. La modération est comme la sobriété ;
on voudrait bien manger davantage, mais on
craint de se faire mal.

XXVI. Peu de gens connaissent la mort : on
ne la souffre pas ordinairement par résolution,
mais par stupidité et par coutume, et la plus
part des hommes meurent parce qu'on meurt.

XXIX. Le Soleil ny la mort ne se peuvent
regarder fixement.

LV. Quand on ne trouve pas son repos en
soy-mesme, il est inutile de le chercher ailleurs.

LVI. On n'est jamais si heureux ny si malheureux que l'on pense.

CVI. Les vieillards aiment à donner de bons
préceptes, pour se consoler de n'estre plus en
estat de donner de mauvais exemples.

CIX. La jeunesse change ses goûts par l'ardeur du sang, et la vieillesse conserve les siens par l'accoutumance.

CXXXII. Il n'y a guère de personnes qui, dans le premier penchant de l'âge, ne fassent connaître par où leur corps et leur esprit doivent défaillir.

CXXXV. La sobriété est l'amour de la santé ou l'impuissance de manger beaucoup.

CCIII. Quand les vices nous quittent, nous voulons nous flatter que c'est nous qui les quittons.

CCXXIII. En vieillissant, on devient plus fou et plus sage.

CCLXXXXV. La jeunesse est une ivresse continuelle ; c'est la fièvre de la santé, c'est la folie de la raison.

CCLXXXXVIII. C'est une ennuyeuse maladie que de conserver sa santé par un trop grand régime.

CCCIV. Nous pardonnons souvent à ceux qui nous ennuient, mais nous ne pouvons pardonner à ceux que nous ennuyons.

CCCXLI. Les passions de la jeunesse ne sont guère plus opposées au salut que la tiédeur des vieilles gens.

CCCCV. Nous arrivons tout nouveaux aux

divers âges de la vie, et nous y manquons souvent d'expérience, malgré le nombre des années.

CCCCVIII. Le plus dangereux ridicule des vieilles personnes qui ont été aimables, c'est d'oublier qu'elles ne le sont plus.

CCCCXVI. La vivacité qui augmente en vieillissant ne va pas loin de la folie.

CCCCVIII. Les jeunes femmes qui ne veulent point paraître coquettes, et les hommes d'un âge avancé qui ne veulent pas être ridicules, ne doivent jamais parler de l'amour comme d'une chose où ils puissent avoir part.

CCCCXXIII. Peu de gens savent être vieux.

CCCCLXI. La vieillesse est un tyran qui défend, sur peine de la vie, tous les plaisirs de la jeunesse.

LA BRUYÈRE

Les Caractères (même édition des *Moralistes*, Didot).

La mort n'arrive qu'une fois et se fait sentir à tous les moments de la vie. Il est plus dur de l'appréhender que de la souffrir.

Si la vie est misérable, elle est pénible à supporter ; si elle est heureuse, il est horrible de la perdre. L'un revient à l'autre.

Il n'y a rien que les hommes aiment mieux à conserver et qu'ils ménagent moins que leur propre vie.

L'on craint la vieillesse que l'on n'est pas sûr de pouvoir atteindre.

Une trop grande négligence, comme une excessive parure, dans les vieillards, multiplient leur rides et font mieux voir leur caducité.

Un vieillard est fier, dédaigneux et d'un commerce difficile, s'il n'a beaucoup d'esprit.

Les haines sont si longues et si opiniâtres que le plus grand signe de mort dans un homme malade, c'est la réconciliation.

— Jeune, on conserve pour sa vieillesse ; vieux, on épargne pour la mort. L'héritier prodigue paie de superbes funérailles, et dévore le reste.

L'avare dépense plus mort, en un seul jour, qu'il ne faisait vivant en dix années ; et son héritier plus en dix mois, qu'il n'a su faire lui-même en toute sa vie.

Les enfants peut-être seraient plus chers à leurs pères, et réciproquement les pères à leurs enfants, sans le titre d'héritiers. Triste condition de l'homme et qui dégoûte de la vie ! il faut suer, veiller, fléchir, dépendre, pour avoir un peu de fortune, ou le devoir à l'agonie de nos proches : celui qui s'empêche de souhaiter que son père y passe bientôt est homme de bien.

Tout notre mal vient de ne pouvoir être seuls : de là le jeu, le luxe, la dissipation, le vin, les femmes, l'ignorance, la médisance, l'envie, l'oubli de soi-même et de Dieu.

L'ennui est entré dans le monde par la paresse ; elle a beaucoup de part à la recherche que font les hommes des plaisirs, du jeu de la société. Celui qui aime le travail a assez de soi-même. La plupart des hommes emploient la première partie de leur vie à rendre l'autre misérable.

La vie est courte et ennuyeuse ; elle se passe toute à désirer : l'on remet à l'avenir son repos et ses joies, à cet âge souvent où les meilleurs biens ont déjà disparu, la santé et la jeunesse. Ce temps arrive qui nous surprend encore dans les désirs ; on est là, quand la fièvre nous saisit et nous éteint ; si l'on eût guéri, ce n'était que pour désirer plus longtemps.

La vie est courte, si elle ne mérite ce nom que lorsqu'elle est agréable, puisque, si l'on cousait ensemble toutes les heures que l'on passe avec ce qui plaît, l'on ferait à peine d'un grand nombre d'années une vie de quelques mois.

Ce qu'il y a de certain dans la mort est un peu adouci par ce qui est incertain : c'est un indéfini dans le temps, qui tient quelque chose de l'infini et de ce qu'on appelle éternité.

L'on craint la vieillesse que l'on n'est pas sûr de pouvoir atteindre. L'on espère de vieillir, et l'on craint la vieillesse, c'est-à-dire que l'on aime la vie, et l'on fuit la mort.

A parler humainement, la mort a un bel endroit, qui est de mettre fin à la vieillesse. La mort qui prévient la caducité arrive plus à propos que celle qui la termine.

Le regret qu'ont les hommes du mauvais emploi du temps qu'ils ont déjà vécu ne les conduit pas toujours à faire de celui qui leur reste à vivre un meilleur usage.

Il n'y a pour l'homme que trois événements : naître, vivre et mourir ; il ne se sent pas naître, il souffre à mourir, et il oublie de vivre.

Il y a d'étranges pères, et dont toute la vie semble n'être occupée qu'à préparer à leurs enfants des raisons de se consoler de leur mort. *(De l'Homme.)*

JEAN-JACQUES ROUSSEAU [1]

De la vie. — Quoiqu'on assigne à peu près le plus long terme de la vie humaine et les probabilités qu'on a d'approcher de ce terme à chaque âge, rien n'est plus incertain que la durée de la vie de chaque homme en particulier : très peu parviennent à ce plus long terme. Les plus grands risques de la vie sont dans son commencement; moins on a vécu, moins on doit espérer de vivre. Des enfants qui naissent, la moitié tout au plus parvient à l'adolescence.

Si nous étions immortels, nous serions des êtres très misérables. Il est dur de mourir, sans doute; mais il est doux d'espérer qu'on ne vivra pas toujours et qu'une meilleure vie finira les peines de celle-ci... Il n'y a que le demi-savoir et la fausse sagesse qui, prolongeant nos vues jusqu'à la mort, et pas au-delà, en font pour nous le pire des maux.

La nécessité de mourir n'est à l'homme sage qu'une raison pour supporter les peines de la

[1] *Œuvres complètes* de J.-J. Rousseau. Edition *Vulgate* en 13 volumes, Hachette, 1909.

vie. Si on n'était pas sûr de la perdre une fois, elle coûterait trop à conserver.

Nos maux moraux sont tous dans l'opinion, hors un seul, qui est le crime ; et celui-là dépend de nous : nos maux physiques se détruisent ou nous détruisent. Le temps ou la mort sont nos remèdes ; mais nous souffrons d'autant plus que nous savons moins souffrir, et nous nous donnons plus de tourments pour guérir nos maladies que nous n'en aurions à les supporter. Vis selon la nature, sois patient, et chasse les médecins, tu n'éviteras pas la mort, mais tu ne la sentiras qu'une fois, tandis qu'ils l'apportent chaque jour dans ton imagination troublée, et que leur art mensonger, au lieu de prolonger tes jours, t'en ôte la jouissance.

Nous nous inquiétons plus de notre vie à mesure qu'elle perd de son prix. Les vieillards la regrettent plus que les jeunes gens ; ils ne veulent pas perdre les apprêts qu'ils ont faits pour en jouir ; à soixante ans, il est bien cruel de mourir avant d'avoir commencé de vivre.

Naturellement l'homme ne s'inquiète pour se conserver qu'autant que les moyens sont en son pouvoir ; sitôt que ces moyens lui échappent, il se tranquillise et meurt sans se tourmenter inutilement.

La première loi de la résignation nous vient de la nature. Les sauvages, ainsi que les bêtes, se débattent fort peu contre la mort et l'endurent presque sans se plaindre[1].

La prévoyance. — La prévoyance qui nous porte sans cesse au delà de nous, et souvent nous place où nous n'arriverons point, voilà la véritable source de toutes nos misères. Quelle manie à un être aussi passager que l'homme de regarder toujours au loin dans un avenir qui vient si rarement, et de négliger le présent dont il est sûr ! manie d'autant plus funeste qu'elle augmente incessamment avec l'âge et que les vieillards toujours défiants, prévoyants, avares,

[1] La même idée est exprimée par A. de Vigny, dans *la Mort du Loup* :

> Gémir, pleurer, prier est également lâche.
> Fais énergiquement ta longue et lourde tâche
> Dans la voie où le sort a voulu t'appeler,
> Puis après, comme moi, souffre et meurs sans parler.

Leconte de Lisle a chanté l'amour de la mort, qu'il a identifiée à la nuit. C'est le doute d'Hamlet : Dormir ? Rêver ? On le retrouve dans ses superbes poésies des Poëmes barbares *(Aux Morts, le Vent froid de la nuit, la Dernière Vision)*. Rappelons le *Dies irae :*

> Et toi, divine mort, où tout rentre et s'efface,
> Accueille tes enfants dans ton sein étoilé :
> Affranchis-nous du temps, du nombre et de l'espace.
> Et rends-nous le repos que la vie a troublé.

Et...

> Qui meurt en se taisant semble mourir sans peine.

aiment mieux se refuser aujourd'hui le nécessaire, que de manquer du superflu dans cent
ans.

Que nous passons rapidement sur cette terre !
Le premier quart de la vie est écoulé avant qu'on
en connaisse l'usage ; le dernier quart s'écoule
encore après qu'on a cessé d'en jouir. D'abord
nous ne savons point vivre, bientôt nous ne le
pouvons plus ; et dans l'intervalle qui sépare
ses deux extrémités inutiles, les trois quarts du
temps qui nous reste sont consumés par le
sommeil, par le travail, par la douleur, par la
contrainte, par les peines de toute espèce. La
vie est courte, moins par le peu de temps qu'elle
dure, que parce que, de ce peu de temps, nous
n'en avons presque point pour le goûter. L'instant de la mort a beau être éloigné de celui de
la naissance, la vie est toujours trop courte
quand cet espace est mal rempli.

Les hommes disent que la vie est courte, et
je vois qu'ils s'efforcent de la rendre telle. Ne
sachant pas l'employer, ils se plaignent de la
rapidité du temps, et je vois qu'il coule trop
lentement à leur gré. Toujours pleins de l'objet
auquel ils tendent, ils voient à regret l'intervalle qui les sépare ; l'un voudrait être à demain,
l'autre au mois prochain, l'autre à dix ans de

là : nul ne veut vivre aujourd'hui ; nul n'est content de l'heure présente, tous la trouvent trop lente à passer.

Il n'y a pas assez de choses communes entre l'enfant et l'âge mûr pour qu'il se forme jamais un attachement bien solide à cette distance. Les enfants flattent quelquefois les vieillards, mais ils ne les aiment jamais.

Mais voyez ce vieillard infirme et cassé, ramené par le cercle de la vie humaine à la faiblesse de l'enfance ; non seulement il reste immobile et paisible, il veut encore que tout y reste autour de lui ; le moindre changement le trouble et l'inquiète ; il voudrait voir régner un calme universel.

Maximes. — Il n'est pas dans le cœur humain de se mettre à la place des gens qui sont plus heureux que nous, mais seulement de ceux qui sont plus à plaindre. On ne plaint jamais dans autrui que les maux dont on ne se croit pas exempt soi-même. La pitié qu'on a du mal d'autrui ne se mesure pas sur la quantité de ce mal, mais sur le sentiment qu'on prête à ceux qui le souffrent.

Le plaisir qu'on veut avoir aux yeux des autres est perdu pour tout le monde ; on ne l'a ni pour eux ni pour soi... On m'objectera sans doute que de tels amusements sont à la portée de tous les hommes et qu'on n'a pas besoin d'être riche pour les goûter. C'est précisément à quoi j'en voulais venir. On a du plaisir quand on en veut avoir. C'est l'opinion seule qui rend tout difficile, qui chasse le bonheur devant nous; et il est cent fois plus aisé d'être heureux que de le paraître. L'homme de goût et vraiment voluptueux n'a que faire de richesse; il lui suffit d'être libre et maître de lui. Quiconque jouit de la santé, ne manque pas du nécessaire, s'il arrache de son cœur les biens de l'opinion, est assez riche : c'est l'*aurea mediocritas* d'Horace.

Mère. — Il y a des occasions où un fils qui manque de respect à son père peut en quelque sorte être excusé; mais si, dans quelque occasion que ce fût, un enfant était assez dénaturé pour en manquer à sa mère, à celle qui l'a porté dans son sein, qui l'a nourri de son lait, qui, durant des années, s'est oubliée elle-même pour ne s'occuper que de lui, on devrait se hâter d'étouffer ce misérable comme un monstre indigne de voir le jour.

Pensées morales. — C'est l'abus de nos facultés qui nous rend malheureux et méchants. Nos chagrins, nos soucis, nos peines nous viennent de nous. Le mal moral est incontestablement notre ouvrage et le mal physique ne serait rien sans nos vices qui nous l'ont rendu sensible.

Le premier prix de la Justice est de sentir qu'on la pratique.

Hommes, soyez humains, c'est votre premier devoir : soyez-le pour tous les états, pour tous les âges, pour tout ce qui n'est point étranger à l'homme. Quelle sagesse y a-t-il pour vous hors de l'humanité ?

Malheur à qui ne sait pas sacrifier un jour de plaisir aux devoirs de l'humanité.

Si c'est la raison qui fait l'homme, c'est le sentiment qui le conduit.

Les grandeurs du monde corrompent l'âme, l'intelligence l'avilit.

On perd tout le temps qu'on peut mieux employer.

Nul ne peut être heureux s'il ne jouit pas de sa propre estime.

Tel est le sort de l'humanité, la raison nous montre le but et les passions nous en écartent.

Travailler est un devoir indispensable à l'homme social. Riche ou pauvre, puissant ou faible, tout citoyen oisif est un fripon.

L'homme et le citoyen, quel qu'il soit, n'a d'autre bien à mettre dans la société que lui-même, tous les autres biens y sont malgré lui ; et quand un homme est riche, ou il ne jouit pas de sa richesse, ou le public en jouit aussi. Dans le premier cas, il vole aux autres ce dont il se prive ; et dans le second, il ne leur donne rien. Ainsi la dette sociale lui reste toute, tant qu'il ne paye que de son bien.

La patience est amère ; mais son fruit est doux.

Il faut une âme saine pour sentir les charmes de la retraite.

S'abstenir pour jouir, c'est l'épicuréisme de la raison.

Changeons de goût avec les années, ne déplaçons pas plus les âges que les saisons ; il faut être soi dans tous les temps, et ne point lutter contre la nature : ces vains efforts usent la vie, et nous empêchent d'en user.

On n'est curieux qu'à proportion qu'on est instruit [1].

L'ignorance n'a jamais fait de mal, l'erreur seule est funeste, et on ne s'égare point, parce qu'on ne sait pas, mais parce qu'on croit savoir.

---

[1] Léonard de Vinci a dit : *I grand'amore nasce della gran cognitione delle cose.* — L'amour est d'autant plus ardent que la connaissance est plus certaine.

Naturellement l'homme ne pense guère. Penser est un art qu'il apprend comme tous les autres et même plus difficilement.

Le plus lent à promettre est toujours le plus fidèle à tenir.

La gourmandise est le vice des cœurs qui n'ont point d'étoffe.

Etre pauvre sans être libre ; c'est le pire état où l'homme puisse tomber.

Le démon de la propriété infecte tout ce qu'il touche.

Il n'y a pas d'association plus commune que celle du faste et de la lésine.

Chaque âge a ses ressorts qui le font mouvoir : mais l'homme est toujours le même. A dix ans il est mené par des gâteaux ; à vingt par une maîtresse ; à trente par les plaisirs ; à quarante par l'ambition ; à cinquante par l'avarice : quand ne court-il qu'après la sagesse ?

Si l'on pouvait prolonger le bonheur de l'amour dans le mariage, on aurait le paradis sur la terre.

Il est bien difficile qu'un état si contraire à la nature, tel que le célibat, n'amène pas quelque désordre public ou caché. Le moyen d'échapper toujours à l'ennemi qu'on porte sans cesse avec soi !

DIDEROT

Eléments de Physiologie (1774-1780), *in* OEuvres complètes, édition d'Assézat, t. IX, p. 235 à 440.

La vie. — La perfectibilité de l'homme naît de la faiblesse de ses sens dont aucun ne prédomine sur l'organe de la raison.

L'homme a toutes les sortes d'existences : l'inertie, la sensibilité, la vie végétale, la vie polypeuse, la vie animale, la vie humaine...

Il y a certainement deux vies très distinctes, même trois : la vie de l'animal entier ; — la vie de chacun de ses organes ; — la vie de la molécule.

Il n'y a que la vie de la molécule ou sa sensibilité qui ne cesse point. C'est une de ses qualités essentielles. La mort s'arrête là.

La mort. — L'enfant y court les yeux fermés ; l'homme est stationnaire ; le vieillard y arrive le dos tourné. L'enfant ne voit point de terme à sa durée ; l'homme fait semblant de douter si l'on meurt ; le vieillard se berce, en tremblant, d'une espérance qui se renouvelle de jour en jour ; c'est une impolitesse cruelle que de parler de la mort devant un vieillard. On honore la

vieillesse mais on ne l'aime pas. On ne gagne-
rait à sa mort que la cessation des devoirs pos-
sibles qu'on lui rend, qu'on ne tarderait pas à
s'en consoler ; c'est beaucoup quand on ne s'en
réjouit pas secrètement. J'avais soixante-six
ans passés quand je me disais ces vérités[1].

VAUVENARGUES

OEuvres complètes. — *Moralistes Français*, in-8°, Paris,
Didot, 1841.

Réflexions et maximes :

37. Les jeunes gens connaissent plutôt
l'amour que la beauté.

55. Il n'y a guère de gens plus aigres que
ceux qui sont doux par intérêt.

---

[1] Diderot, dans l'*Essai sur les règnes de Claude et de
Néron*, dit dans le chapitre « du loisir ou de la retraite du
sage » *(OEuvres*, t. III, p. 323) : « Sénèque dispense encore le
sage de l'administration, s'il manque d'autorité, de force et
de santé. Un homme s'est montré de nos jours plus intré-
pide que le stoïcien ne l'exige. » Et en note, au bas de la
page : « Turgot qui, goutteux, refusa de se marier pour ne
pas transmettre cette maladie à ses enfants; qui, sachant
que dans sa famille on ne dépassait pas soixante ans, mit
ordre à ses affaires quand il eut atteint la cinquantaine et
mourut à cinquante-trois ans et qui, malgré ces obstacles,
essaya d'employer le temps de son ministère aux plus
utiles réformes. »

79. Il faut entretenir la vigueur du corps pour conserver celle de l'esprit.

80. On tire peu de services des vieillards.

107. Les maximes des hommes décèlent leur cœur[1].

124. La raison ne connaît pas les intérêts du cœur.

136. La conscience des mourants calomnie leur vie.

137. La fermeté ou la faiblesse de la mort dépend de la dernière maladie.

138. La nature, épuisée par la douleur, assoupit quelquefois le sentiment dans les malades, et arrête la volubilité de leur esprit; et ceux qui redoutaient la mort sans péril la souffrent sans crainte.

139. La maladie éteint dans quelques hommes le courage, dans quelques autres la peur, et jusqu'à l'amour de la vie.

140. On ne peut juger de la vie par une plus fausse règle que la mort.

142. Pour exécuter de grandes choses, il faut vivre comme si on ne devait jamais mourir.

143. La pensée de la mort nous trompe : car elle nous fait oublier de vivre.

[1] Le proverbe indien a dit : « Parle, afin que je te connaisse ».

144. Je dis quelquefois en moi-même : la vie est trop courte pour mériter que je m'en inquiète. Mais si quelque importun me rend visite et qu'il m'empêche de sortir et de m'habiller, je perds patience, et je ne puis supporter de m'ennuyer une demi-heure.

148. Ni le dégoût n'est une marque de santé, ni l'appétit n'est une maladie; mais tout au contraire. Ainsi pense-t-on sur le corps. Mais on juge de l'âme sur d'autres principes. On suppose qu'une âme forte est celle qui est exempte de passions; et comme la jeunesse est ardente et plus active que le dernier âge, on la regarde comme un temps de fièvre; et on place la force de l'homme dans sa décadence.

149. L'esprit est l'œil de l'âme, non sa force. Sa force est dans le cœur, c'est-à-dire dans les passions.

La raison la plus éclairée ne donne pas d'agir et de vouloir. Suffit-il d'avoir la vue bonne pour marcher? Ne faut-il pas encore avoir des pieds, et la volonté avec la puissance de les remuer?

155. Dans l'enfance de tous les peuples, comme dans celle des individus, le sentiment a toujours précédé la réflexion et a été le premier maître de celle-ci.

158. Les jeunes gens souffrent moins de leurs fautes que de la prudence des vieillards.

159. Les conseils de la vieillesse éclairent sans échauffer, comme le soleil de l'hiver.

160. On ne plaint pas un homme d'être un sot, et peut-être qu'on a raison ; mais il est fort plaisant d'imaginer que c'est sa faute.

168. Nous blâmons beaucoup les malheureux des moindres fautes, et les plaignons peu des plus grands malheurs.

169. Nous réservons notre indulgence pour les parfaits.

174. L'ingratitude la plus odieuse, mais la plus commune et la plus ancienne, est celle des enfants envers leur père.

178. La haine est plus vive que l'amitié, moins que l'amour de la gloire.

200. Le fruit du travail est le plus doux des plaisirs.

204. Ce n'est point un grand avantage d'avoir l'esprit vif, si on ne l'a juste. La perfection d'une pendule n'est pas d'aller vite mais d'être réglée.

206. Il y a plus de sérieux que de folie dans l'esprit des hommes. Peu sont nés plaisants ; la plupart le deviennent par imitation, froids copistes de la vivacité et de la gaieté.

207. Je n'approuve pas la maxime qui veut *qu'un honnête homme sache un peu de tout.* C'est savoir presque toujours inutilement, et quelquefois pernicieusement, que de savoir superficiellement et sans principes. Il est vrai que la plupart des hommes ne sont guère capables de connaître profondément; mais il est vrai aussi que cette science superficielle qu'ils recherchent ne sert qu'à contenter leur vanité. Elle nuit à ceux qui possèdent un vrai génie; car elle les détourne nécessairement de leur objet principal, consume leur application dans les détails, et sur des objets étrangers à leurs besoins et à leurs talents naturels; et enfin elle ne sert point, comme ils s'en flattent, à prouver l'étendue de leur esprit. De tout temps on a vu des hommes qui savaient beaucoup avec un esprit très médiocre; et, au contraire, des esprits très vastes qui savaient fort peu. Ni l'ignorance n'est défaut d'esprit, ni le savoir n'est preuve de génie.

227. Il est faux que l'égalité soit une loi de la nature. La nature n'a rien fait d'égal. Sa loi souveraine est la subordination et la dépendance.

234. Nous aimons quelquefois jusqu'aux louanges que nous ne croyons pas sincères.

238. La plupart des hommes vieillissent dans un petit cercle d'idées qu'ils n'ont pas tirées de leur fonds; il y a peut-être moins d'esprits faux que de stériles.

240. Deux choses peuvent à peine remplacer, dans la vieillesse, les talents et les agréments : la réputation ou les richesses.

251. La patience est l'art d'espérer.

260. Le sot est comme le peuple qui se croit riche de peu.

263. Ce qui paraît aux uns étendue d'esprit n'est, aux yeux des autres, que mémoire et légèreté.

267. Il ne faut point juger les hommes par ce qu'ils ignorent, mais par ce qu'ils savent, et par la manière dont ils le savent.

278. Est-il vrai que les qualités dominantes excluent les autres? Qui a plus d'imagination que Bossuet, Montaigne, Descartes, Pascal, tous grands philosophes? Qui a plus de jugement et de sagesse que Racine, Boileau, La Fontaine, Molière, tous poètes pleins de génie.

289. Il n'y a point de contradictions dans la nature.

297. Le corps a ses grâces, l'esprit ses talents. Le cœur n'aurait-il que des vices? et

l'homme, capable de raison, serait-il incapable de vertu ?

298. Nous sommes susceptibles d'amitié, de justice, d'humanité, de compassion et de raison. O mes amis ! qu'est-ce donc que la vertu ?

307. La médiocrité d'esprit et la paresse font plus de philosophes que la réflexion.

310. Le commerce est l'école de la tromperie.

314. Nos actions ne sont ni si bonnes ni si vicieuses que nos volontés.

323. La foi est la consolation des misérables, et la terreur des heureux.

327. Qui sont ceux qui prétendent que le monde est devenu vieux ? Je les crois sans peine. L'ambition, la gloire, l'amour, en un mot toutes les passions des premiers âges ne font plus les mêmes désordres et les mêmes bruits. Ce n'est pas peut-être que ces passions soient aujourd'hui moins vives qu'autrefois ; c'est parce qu'on les désavoue et qu'on les combat. Je dis donc que le monde est comme un vieillard qui conserve tous les désirs de la jeunesse, mais qui en est honteux, et s'en cache, soit parce qu'il est détrompé du mérite de beaucoup de choses, soit parce qu'il veut le paraître.

362. Il y a peu de choses que nous sachions bien.

370. Les grands philosophes sont les génies de la raison.

375. Les feux de l'aurore ne sont pas si doux que les premiers regards de la gloire.

393. Les passions les plus vives sont celles dont l'objet est le plus prochain, comme dans le jeu et l'amour, etc.

398. La constance est la chimère de l'amour.

418. Les sots usent des gens d'esprit comme les petits hommes portent de grands talons.

424. Un peu de café après le repas fait qu'on s'estime. Il ne faut aussi quelquefois qu'une petite plaisanterie pour abattre une grande présomption.

427. Tout le monde empiète sur un malade, prêtres, médecins, domestiques, étrangers, amis; et il n'y a pas jusqu'à sa garde qui ne se croie en droit de le gouverner.

428. Quand on devient vieux, il faut se parer.

429. L'avarice annonce le déclin de l'âge et la fuite précipitée des plaisirs. L'avarice est la dernière et la plus absolue de nos passions.

435. Le plus grand de tous les projets est celui de prendre un parti.

438. Il ne faut pas craindre d'être dupe.

445. La raillerie est l'épreuve de l'amour-propre.

467. L'âge peut-il donner le droit de gouverner la raison ?

479. Les choses que l'on sait le mieux sont celles qu'on n'a pas apprises.

499. Si on aime la vie, on craint la mort.

514. Le désespoir est la plus grande de nos erreurs.

516. Si la vie n'avait point de fin, qui désespérerait de sa fortune ? La mort comble l'adversité.

537. Ceux qui viendront après nous sauront peut-être plus que nous et ils s'en croiront plus d'esprit, mais seront-ils plus heureux ou plus sages ? Nous-mêmes qui savons beaucoup. sommes-nous meilleurs que nos pères qui savaient si peu ?

542. L'amour n'est pas si délicat que l'amour-propre.

548. Les gens vains ne peuvent être habiles, car ils n'ont pas la force de se taire.

554. Celui qui a un grand sens sait beaucoup.

561. Celui qui sait tout souffrir sait tout oser.

565. La méchanceté tient lieu d'esprit.

566. La fatuité dédommage du défaut de cœur.

571. On ne manque jamais de raisons lorsqu'on a fait fortune pour oublier un bienfaiteur ou un ancien ami ; et on rappelle alors avec dépit tout ce que l'on a si longtemps dissimulé de leur humeur.

573. Il n'y a point d'injure qu'on ne pardonne quand on s'est vengé.

574. La vérité est le soleil des intelligences.

577. Il n'y a point de perte que l'on sente si vivement et si peu de temps que celle d'une femme aimée.

579. Nos consolations sont une flatterie envers les affligés.

580. Si les hommes ne se flattaient pas les uns les autres, il n'y aurait guère de société.

590. Les hommes ne se comprennent pas les uns les autres. Il y a moins de fous qu'on ne croit.

595. Les maladies suspendent nos vertus et nos vices.

597. Le silence et la réflexion épuisent les passions comme le travail et le jeûne consomment les humeurs.

598. La solitude est à l'esprit ce que la diète est au corps.

605. Ceux qui méprisent l'homme ne sont pas de grands hommes.

Dans les variantes :

131. A mesure que l'âge multiplie les besoins de la nature, il resserre ceux de l'imagination.

132. On tire peu de service des vieillards parce que la plupart, occupés de vivre et d'amasser, sont désintéressés sur tout le reste.

Les deux réflexions suivantes montrent que Vauvenargues, ancien officier, qui avait longtemps fait la guerre dans l'Europe centrale, a constaté des faits qui se sont reproduits de nos jours :

54. Les enfants cassent des vitres et brisent des chaises, lorsqu'ils sont hors de la présence de leurs maîtres. Les soldats mettent le feu à un camp qu'ils quittent, malgré les défenses du général ; ils aiment à fouler aux pieds l'espérance de la moisson et à démolir de superbes édifices. Qui les pousse à laisser partout les traces de leur barbarie ? N'est-ce pas que les âmes faibles attachent à la destruction une idée d'audace et de puissance ?

55. Les soldats s'irritent contre le peuple chez qui ils font la guerre, parce qu'ils ne peuvent le voler assez librement, et que la maraude est punie. Tous ceux qui font du mal aux autres hommes les haïssent.

J. JOUBERT

Pensées, Essais et Maximes et Correspondances. « Des diffé-
rents âges, de la vie, de la maladie et de la mort ». Edition de Paul Raynal, 2 vol., 2ᵉ édit., 1850[1].

XI. N'estimez que le jeune homme que les
vieillards trouvent poli.

XIII. Adressez-vous aux jeunes gens ; ils
savent tout.

XIV. L'âge mûr est capable de tous les
plaisirs du jeune âge dans sa fleur, et la vieillesse de tous les plaisirs de l'enfance.

XV. Il est un âge où les forces de notre
corps se déplacent et se retirent dans notre
esprit.

XVI. La première et la dernière partie de la
vie humaine sont ce qu'elle a de meilleur, ou
du moins de plus respectable ; l'une est l'âge de
l'innocence, l'autre l'âge de la raison.

XVII. Les passions des jeunes gens sont des
vices dans la vieillesse.

XIX. Pour bien faire, il faut oublier qu'on
est vieux, quand on est vieux, et ne pas trop
sentir qu'on est jeune, quand on est jeune.

[1] Consulter les deux volumes de M. André BEAUNIER sur
Joseph Joubert et la Révolution, 1919.

XX. Il n'y a de bon, dans l'homme, que ses jeunes sentiments et ses vieilles pensées.

XXI. La jeunesse aime toutes les sortes d'imitation, mais l'âge mûr les veut choisies et la vieillesse n'en veut plus que de belles.

XXII. Deux âges de la vie ne doivent pas avoir de sexe ; l'enfant et le vieillard doivent être modestes comme des femmes.

XXIII. La vieillesse aime le peu, la jeunesse aime le trop.

XXV. Le soir de la vie apporte avec soi sa lampe.

XXVI. Les vertus religieuses ne font qu'augmenter avec l'âge ; elles s'enrichissent de la ruine des passions et de la perte des plaisirs. Les vertus purement humaines, au contraire, en diminuent et s'en appauvrissent.

XXVII. Chaque année il se fait en nous un nœud, comme dans les arbres ; quelque branche d'intelligence se développe, ou se couronne et durcit.

XXVIII. L'oisif studieux sait qu'il vieillit, mais le sent peu ; il est toujours également propre à ses études.

XXIX. La lenteur de l'âge rend facile la patience dans le travail.

XXX. Avec l'âge, il se fait comme une exfoliation dans la partie morale et intellectuelle du cerveau ; l'esprit se décrépit ; les notions et les opinions se détachent, comme par couches, de la substance médullaire ; et les premières impressions qui y sont plus intimement unies revivent et reparaissent, à mesure que les autres s'en séparent et les y laissent à découvert.

XXXI. On peut avancer longtemps dans la vie sans y vieillir. Le progrès, dans l'âge mûr, consiste à revenir sur ses pas et à voir où l'on fut trompé. Le désabusement, dans la vieillesse, est une grande découverte.

XXXII. Ce surcroît de vie que nous appelons la vieillesse aurait toujours beaucoup de prix, quand même il ne nous serait donné que pour nous repentir et devenir meilleurs, sinon plus habiles.

XXXIII. La vieillesse est le temps où la chrysalide entre dans l'assoupissement.

XXXIV. L'âge a ses glaçons, ils se sentent sur les genoux, sur les coudes, sur tous nos nœuds ; ils vont au cœur, mais ils n'y arrivent qu'à la fin.

XXXV. La vieillesse n'ôte à l'homme d'esprit que des qualités inutiles à la sagesse.

XXXVI. Il semble que, pour certaines productions de l'esprit, l'hiver du corps soit l'automne de l'âme.

XXXVIII. La vieillesse, voisine de l'éternité, est une espèce de sacerdoce, et, quand elle est sans passion, elle nous consacre. Elle semble donc autorisée à opiner sur la religion, mais avec défiance, avec crainte. Si on n'a plus alors de passions, on en a eu, et l'on en conserve les habitudes ; si l'on est voisin de Dieu, on a gardé les impressions de la terre ; enfin, on s'est longtemps trompé, et il faut craindre de se tromper encore, et surtout de tromper les autres.

XXXIX. Le résidu de la sagesse humaine, épuré par la vieillesse, est peut-être ce que nous avons de meilleur.

XL. Une belle vieillesse est, pour tous les hommes qui la voient, une belle promesse, car chacun peut en concevoir l'espérance, pour soi ou pour les siens. C'est la perspective d'un âge où l'on se flatte d'arriver ; on aime à voir que cet âge a de la beauté.

XLI. Les vieillards sont la majesté du peuple.

XLII. Les vieillards robustes ont seuls la dignité de la vieillesse, et il ne sied qu'à eux de parler de leur âge. La vieillesse est en eux dans sa beauté ; on l'y aime. Les délicats doivent faire oublier la leur, et l'oublier eux-mêmes ; il ne leur est permis de parler que de leur débilité.

XLIII. Ceux qui ont une longue vieillesse sont comme purifiés du corps.

XLV. Il n'y a de belle vieillesse que celle qui est patriarcale ou sacerdotale, et de vieillesse aimable que celle du lévite et du courtisan.

XLVI. La politesse aplanit les rides.

XLVII. Il ne convient au vieillard de parler longtemps que devant un petit nombre, à savoir : devant ceux qui doivent parler devant les autres.

XLVIII. Craignons une vieillesse sourcilleuse.

XLIX. Il n'est pas vrai que la vieillesse soit nécessairement dépourvue de grâce. Elle peut en avoir dans les regards, dans le langage, dans le sourire. L'harmonie d'action et l'espèce de franchise tempérée qui produisent la grâce peuvent se rencontrer à tout âge entre notre esprit et nos paroles, entre notre âme et nos manières.

L. Il y a, dans les vêtements propres et frais,

une sorte de jeunesse dont le vieillard doit s'entourer.

LI. La vieillesse est l'amie de l'ordre, par cela même qu'elle est l'amie du repos. Elle aime l'arrangement autour d'elle, comme un moyen de commodité, comme épargnant la peine, et facilitant les souvenirs.

LII. La vieillesse devait être plus honorée dans des temps où chacun ne pouvait guère savoir que ce qu'il avait vu.

LIII. Il faut réjouir les vieillards.

LIV. Vous avez peut-être raison de penser ainsi, mais vous n'avez pas raison de soutenir votre opinion contre un vieillard.

LV. L'amitié qu'on a pour un vieillard a un caractère particulier : on l'aime comme une chose passagère ; c'est un fruit mûr qu'on s'attend à voir tomber. Il en est à peu près de même du valétudinaire ; on lui appliquerait volontiers le mot d'Epictète : « J'ai vu casser ce qui était fragile ».

LVI. Chose effrayante et qui peut être vraie : les vieillards aiment à survivre.

LVIII. Il n'y a d'heureux par la vieillesse que le vieux prêtre et ceux qui lui ressemblent.

LX. La vie est un pays que les vieillards

ont vu et habité. Ceux qui doivent le parcourir ne peuvent s'adresser qu'à eux pour en demander les routes.

LXI. Il faut recevoir le passé avec respect, et le présent avec défiance, si l'on veut pourvoir à la sûreté de l'avenir.

LXV. Un peu de vanité et un peu de volupté, voilà de quoi se compose la vie de la plupart des femmes et des hommes.

LXVII. On a besoin pour vivre de peu de vie ; il en faut beaucoup pour agir.

LXX. Chacun est sa parque à lui-même, il se file son avenir.

LXXI. Il faut traiter notre vie comme nous traitons nos écrits : mettre en accord, en harmonie, le commencement, le milieu et la fin. Nous avons besoin, pour cela, d'y faire beaucoup d'effaçures.

LXXII. Songe au passé quand tu consultes, au présent quand tu jouis, à l'avenir dans tout ce que tu fais.

LXXIV. N'aimer plus que les belles femmes et supporter les méchants livres : signes de décadence.

LXXVI. Le meilleur des expédients, pour s'épargner beaucoup de peine dans la vie, c'est de penser très peu à son intérêt propre.

LXXVIII, *Qui n'a pas l'esprit de son âge,*
De son âge a tout le malheur,
a dit Voltaire ; et non seulement il faut avoir l'esprit de son âge, mais aussi l'esprit de sa fortune et de sa santé.

LXXIX. Les valétudinaires n'ont pas, comme les autres hommes, une vieillesse qui accable leur esprit par la ruine subite de toutes leurs forces. Ils gardent jusqu'à la fin la même langueur ; mais ils gardent aussi le même feu et la même vivacité. Accoutumés à se passer de corps, ils conservent, pour la plupart, un esprit sain dans un corps malade. Le temps les change peu : il ne nuit qu'à leur durée.

LXXXI. Vivre médicinalement, ce n'est pas toujours vivre malheureux, quoi qu'en dise le proverbe, si, pendant ce temps, on vit en soi ou avec soi. Vivre en soi, c'est n'avoir de mouvements que ceux qui nous viennent de nous, ou de notre consentement ; et vivre avec soi, c'est ne rien éprouver qui ne nous soit connu ; c'est être le témoin, le confident, l'arbitre de tout ce qu'on fait, de tout ce qu'on dit et de tout ce qu'on pense ; c'est se servir de compagnon, d'ami et de régulateur ; c'est à la fois mener et contempler la vie.

LXXXII. L'air d'innocence qu'on remarque

sur le visage des convalescents vient de ce que les passions se sont reposées et n'ont pas encore repris leur empire.

LXXXIII. Naître obscur et mourir illustre, ce sont les deux termes de l'humaine félicité.

LXXXIV. Il faut mourir aimable, si on le peut.

LXXXV. La patience et le mal, le courage et la mort, la résignation et la nécessité arrivent ordinairement ensemble. L'indifférence pour la vie naît avec l'impossibilité de la conserver.

LXXXIX. Quand on a trouvé ce qu'on cherchait on n'a pas le temps de le dire : il faut mourir.

LAMENNAIS (Félicité de[1])

OEuvres posthumes de F. Lamennais, etc ,
par E. D. Forgues, 1856.

Il y a dans ce volume cinq pages, avec ce titre : *Pensées sur la vieillesse.* Elles ont été écrites en 1817 : l'auteur, âgé alors de trente-cinq ans, avait été fait prêtre en 1816. En cette année 1817, il publia son livre : *Essai sur l'indifférence en matière de religion.*

[1] Sa famille et ses amis l'appelaient *Féli.*

Ses pensées sur la vieillesse sont un peu risquées et souvent exagérées. Voici quelques extraits :

Le *de Senectute,* de Cicéron, est ainsi jugé : « livre de rhéteur, beaucoup de phrases et peu de sens... Un des plus connus et des pires défauts de cet âge est de se flatter. »

« Je n'ai pas vu de vieillard dont l'âge n'eût affaibli l'esprit, et j'en ai très peu vu qui en fussent convaincus sincèrement.

« Toutes les préventions sont contre les vieillards. S'ils parlent, on s'attend qu'ils déraisonneront, ou à peu près.

« On pardonnera quelquefois à un jeune homme de parler de lui, à un vieillard jamais. On s'irrite contre ce squelette qui vous attire au fond de sa fosse.

« C'est une des humiliations de la vieillesse, de ne rien recevoir que de la pitié. Toute déférence, la plus simple marque d'attention est une aumône qu'on lui fait.

« Rien de plus difficile aux vieillards que de sentir et de garder les convenances de leur âge. Quelques-uns croient se rendre aimables en affectant les manières, le ton, la légèreté de la jeunesse. Il n'y a guère de spectacle plus ridicule et plus rebutant.

« Qu'est-ce qu'un vieillard dans le monde?
Un sépulcre qui se meut. La foule l'évite; quelques uns s'approchent pour lire l'épitaphe ».

Après cette lecture, on est fixé sur la bienveillance et la mansuétude de ce jeune prêtre. Je ne sais pourquoi j'imagine que Faguet, cet infatigable lecteur, a connu les pensées de Lamennais. Le lecteur va en juger.

Quelle différence avec le livre de Mgr Baunard *(le Vieillard, la Vie montante, Pensées du soir,* 1918). Cet ouvrage est digne du prêtre octogénaire et érudit qui l'a écrit.

Emile FAGUET

De la vieillesse, Paris, Sansot, 1910.

Le Professeur Faguet, de l'Académie Française, dit avec raison : « La vieillesse est une maladie qui se soigne d'avance et qui ne se soigne que d'avance. » Il cite La Rochefoucauld et sa façon de gourmander les vieillards, donneurs de conseils, et met à leur actif de vilains défauts. Résumons les appréciations peu bienveillantes de Faguet.

Nous avons deux grands bienfaits dont il faut savoir tirer profit : l'espérance et l'oubli.

Il remarque le proverbe énumérant quatre belles choses qui sont loin d'être belles : une belle grossesse, un beau froid, une belle vieillesse, une belle mort.

Or, la vieillesse est le plus souvent laide. Il s'agit de savoir si on peut l'embellir. L'imagination s'engourdit. Les rêves diminuent : ils sont plus courts, moins variés, moroses et tristes. Chateaubriand a dit de la vie : « Trop courte pour l'action, trop courte pour la pensée, trop longue pour le bonheur. »

Le vieillard a de l'humeur, sentant qu'il gêne ou encombre. Faguet se trompe en signalant la rareté du suicide chez les vieillards : leur mort volontaire est, au contraire, fréquente.

On demandait à Fontenelle à quel âge il avait été le plus heureux ? Il répondit : « De soixante à quatre-vingts ans. A cet âge on a sa position faite. On n'a plus d'ambition ; on ne désire plus rien et l'on jouit de ce que l'on a semé. C'est l'heure de la moisson faite. »

Faguet est sévère pour les vieillards, et, contrairement à ce que disait Montaigne du *de Senectute*, le petit livre de Faguet ne donne pas appétit de vieillir. Ecoutez plutôt :

« Tout vieillard est ridicule et se sent ridicule

à moins qu'il ne soit complètement imbécile,
ce qui, du reste, est le cas le plus fréquent...

« Le vieillard est le singe de l'homme.

« La vieillesse est une comédie continuelle
que joue un homme pour faire illusion aux
autres et à lui-même, et qui est comique par
cela surtout qu'il la joue mal.

« Le vieillard est comique parce qu'il est
automatique au suprême degré. Il se répète : il
fait automatiquement ce qu'il faisait librement
autrefois. Il est le pantin de ce qu'il fut jadis.

« Automatisme son radotage, son rabâchage,
les histoires qu'il raconte pour la centième fois,
avec le sentiment, en vérité très singulier, qu'il
les raconte pour la première et l'impossibilité,
bien étrange aussi, où il est de ne pas les
raconter.

« Le vieillard est pour tout en état d'automatisme. »

Faguet est aussi impitoyable dans le tableau
des passions séniles :

Le vieillard est avare, patient, timide : il
échappe ainsi à l'automatisme ou à l'imitation
de soi-même.

S'il est amoureux, ambitieux, batailleur,
mondain, il est le jouet de tous. La vieillesse

n'enlève pas les passions, elle les cache, les
dissimule. Montaigne le signale nettement :
« Je trouve que ma raison est celle même que
j'avais en l'âge licencieux, sinon, à l'adventure qu'elle s'est affaiblie et empirée en vieillissant ; et trouve que ce qu'elle refuse à
m'enfourner au plaisir, en considération de
l'intérêt de ma santé corporelle, elle ne le
ferait, non plus qu'autrefois pour la santé
spirituelle... Nous ne quittons pas tant les vices
comme nous les changeons et en pis ».

Stendhal a bien montré cette succession :
« Seuls, les plaisirs dont on a joui avant trente
ans sont en possession d'agréer toujours. »
Pour Montaigne : « La vieillesse nous attache
plus de rides en l'esprit qu'au visage. »

La plupart des vieillards sont avares. Un
vieillard s'imagine facilement qu'il ne mourra
que dans quelques années, et, se rendant compte
de la difficulté à se procurer des ressources, il
économise celles qu'il possède. Il a été ainsi
facile de ridiculiser l'homme âgé, Molière n'y
a pas manqué dans l'Arnolphe de l'*Ecole des
Femmes*.

Montaigne avait fait les mêmes constatations :
« Nature se devait contenter d'avoir rendu cet
âge misérable, sans le rendre encore ridicule. »

D'après Faguet, le vieillard est susceptible comme un orgueilleux et comme un impuissant. Il cite ce mot de Talleyrand : « Chateaubriand sourd ? C'est une illusion qu'il a. Il se croit sourd depuis qu'il n'entend plus parler de lui. »

Etant très susceptible, le vieillard devient boudeur et a des bouderies d'enfant. Il reste « de son temps » pour les habitudes, son habillement date une époque. D'après Faguet, on porte sa *date* entre les sourcils, comme les amoureux, d'après les anciens, portaient à cet endroit un signe qui les faisait reconnaître comme sujets d'Eros. Ne serait-ce pas l'*oméga mélancolique* que l'on observe entre les deux sourcils dans les cas de mélancolie ?

Pour Faguet, les vieillards du XXe siècle ont ce triste privilège d'être plus vieux que n'étaient les vieillards du XVIIe. C'est une erreur ou un paradoxe. Le même auteur fait de la ressemblance de la vieillesse et de l'enfance un tableau qui n'est pas flatteur et paraît très exagéré :

« Comme l'enfance, la vieillesse est babillarde, susceptible, ombrageuse, boudeuse, jalouse, craintive et timide et prompte aux larmes, si elle ne l'est plus au rire... Sachons

nous le dire, le vieillard est un enfant laid ;
c'est proprement sa définition ».

Un paragraphe du chapitre intitulé « le Bon
de Vieillir » est comme un *mea culpa* des
exagérations que nous venons, d'ailleurs, de
critiquer. « Les vieillards, dit-il, n'ont pas cependant « tout le malheur » et rien que du malheur,
comme je me suis peut-être trop laissé aller à le
faire entendre... Il est très vrai, quoi que j'aie pu
dire, que la vieillesse apporte, quelquefois, assez
souvent peut-être, un certain apaisement. »

Oui, la vieillesse donne souvent de la tranquillité d'esprit : l'essentiel est de savoir être de
son âge. C'est vrai, le vieillard est le louangeur
du temps passé et il l'oppose à ce qu'il voit, au
« maintenant ». Le rapprochement s'impose :
l'erreur est de comparer une série d'années avec
l'évolution d'événements de moindre durée.
Les joies véritables du vieillard sont celles
que lui procure l'amitié. Ah ! les visites des
vieux amis, de ceux connus dans la jeunesse,
retrouvés ou vus souvent. Comme on les désire
et combien on attend leur présence. Les gâte-
ries qu'ils préparent sous forme d'un vieux
souvenir, les entretiens sur certains points de
science ou l'interprétation de la pensée d'un
classique littéraire... voilà bien l'amitié aima-

ble, constante et désintéressée. La Rochefoucauld, sur ce point, a eu raison : le plaisir de l'amour est d'aimer.

Lorsque La Bruyère écrit : « Le vieillard amoureux est une difformité de la nature », il veut parler de l'homme âgé faisant des grâces pour une jeune femme. C'est le ridicule de l'impuissance.

Mais rien ne saurait empêcher ces amitiés amoureuses, ces vieux ménages d'égoïsme à deux, comme Philémon et Baucis et, plus près de nous, de Victor Hugo et de Juliette Drouet, si bien et si longuement exposées par M. Louis Barthou [1], dans le livre consacré à la vieillesse amoureuse d'Olympio.

Le vieillard qui a conservé la santé du corps et de l'esprit revit avec plaisir ses souvenirs de jeunesse, les souvenirs les plus agréables en les dégustant à petits coups. N'est-ce pas ainsi vivre deux fois, selon l'expression de Martial !

Il y a donc deux jeunesses, celle qu'on a vécue et celle qu'on ressuscite, en l'embellissant sans doute. Cette dernière est la meilleure : il faut être vieux pour bien l'apprécier.

---

[1] Louis BARTHOU, *les Amours d'un Poète*, Paris, Conard, 1919.

Pour toutes ces raisons et les conditions de cette dernière phase de la vie, la vieillesse a droit à l'affection et au respect : comme l'enfant, il faut l'entourer de tendresse et de protection.

Le vieillard doit s'efforcer d'avoir amabilité, patience et bonne humeur. Toutes qualités dont n'a pas fait preuve Faguet, mort en 1916, âgé de soixante-neuf ans. Il suffit de comparer ses idées ou réflexions à celles de ses prédécesseurs, anciens ou des derniers siècles, qui ont été citées.

On se demande si ce critique instruit ayant, dit-il, le culte de la vérité n'a pas décrit surtout des vieillards atteints de caducité, de décrépitude ou même de démence sénile. Le tableau appliqué à tout vieillard n'est pas exact parce qu'il est trop poussé au noir.

Quoi qu'il en soit, Faguet a eu raison de dire, un jour, qu'il n'avait pas la bosse du respect. On sait aussi qu'il vécut mystérieusement, en solitaire : il lui sera beaucoup pardonné parce qu'il a beaucoup lu, mais peu observé.

[illegible]

VI

DÉBUT DE LA SÉNILITÉ

LA VIEILLESSE SELON LES PHYSIOPATHOLOGISTES

Il est bien évident, d'après l'exposé précédent, que chez les vieillards (gens âgés ou gens usés) il y a une nutrition défectueuse. Examinons de plus près, chez les séniles, l'état des organes qui servent aux fonctions d'assimilation et de désassimilation.

La vie des tissus, la nutrition tissulaire, résulte des échanges qui, par le sang et la lymphe, se font entre les tissus et le milieu intermédiaire des organes.

Dans la vieillesse, les déchets produisent de l'encombrement : la nutrition en souffre. On a dit : les cellules se nourrissant moins bien, les échanges se font mal, l'assimilation est plus faible.

Si la vie, dans ces conditions, est une lutte, l'organe ne peut vivre ou durer qu'à la condition de vaincre ces résistances.

La persistance des fonctions ne se réalise que grâce à une coopération cellulaire, une coordination organique, c'est-à-dire l'adaptation nécessaire à cette situation.

Rappelons l'aphorisme d'Hippocrate : *Consensus unus, concursus unus, conspiratio una*. L'accord, le concours, l'union : le tout travaillant ensemble, en commun, pour atteindre un but.

Cette maxime médicale est la clef de voûte de l'enseignement à la Faculté de Montpellier, à laquelle j'ai eu l'honneur d'être agrégé.

Joseph Grasset — disons l'illustre Grasset puisqu'on doit la vérité aux morts — a caractérisé par le mot *antixénisme* « une fonction de lutte contre tout élément étranger, nuisible ou non assimilable qui trouble la vie de l'individu ».

Les fonctions antixéniques sont amoindries dans la vieillesse, le sang étant plus pauvre en oxygène. Par le fait de cette altération sanguine, on constate des intoxications venues du dehors. Celles qui naissent dans l'organisme même résultent de l'absence des excitants sécrétés par certaines glandes en voie de disparition, ou bien par le fait des barrières qui gênent les échanges ou obstruent les voies naturelles. Ce sont des tissus de nouvelle formation qui constituent ces lésions séniles, telles que les altérations parenchymateuses, la prolifération des éléments interstitiels, les lésions scléreuses des vaisseaux. Comme conclusion : tout trouble de l'assimilation diminue d'abord, puis complique la désassimilation.

La vieillesse est donc une perturbation cellulaire, d'autant plus grave que les émonctoires naturels sont peu à peu insuffisants dans leur fonction de livrer passage aux « humeurs peccantes ». Il y a, en même temps, altération des liquides et obstacle à la mécanique fonctionnelle normale. Nous pouvons dire avec l'Ecole de Montpellier que cet état défectueux est comme une diathèse ou un tempérament morbide.

Dans la diathèse sénile ou d'usure des tissus, il y a affaiblissement des fonctions de défense, diminution de la réaction, d'où détermination du côté de certains tissus d'accidents locaux, résidus de ces auto-intoxications, par insuffisance de l'élimination des déchets.

Ainsi naissent les maladies à inflammation chronique ou à sclérose, les artério-scléroses, les lithiases, les nodosités articulaires, l'hypertrophie de la prostate.

Les infections du dehors sont, par compensation, rares chez les vieillards. Signalons, toutefois, la fréquence des infections de la vessie (par l'usage de sondes malpropres), et les pneumococcies consécutives à des « coups de froid ». A ces âges avancés, l'organisme est vacciné à l'action de la plupart des microbes ; mais, s'il survient un refroidissement brusque, l'immunité cesse, les colonies microbiennes se développent, et il se produit des pneumonies mortelles.

Remarquons la tendance des inflammations à subir l'évolution chronique lorsqu'une irritation se manifeste dans la gangue ou tissu interstitiel. Celui-ci devient scléreux, c'est-à-dire dur, non élastique — il faut retenir cette particularité —, résistant, au lieu des éléments naturels, mous, actifs et spéciaux.

La sclérose de remplissage caractérise l'involution sénile.

Quand le même changement se produit dans les artères, il y a aussi perte de l'élasticité des conduits, les capillaires reçoivent moins de sang; il y a stases veineuses. On voit se dessiner du côté des tempes des artères pulsatiles, dures et sinueuses.

On a, d'après Cazalis et Peter, l'âge de ses artères, c'est-à-dire des moyens de défense proportionnés à la résistance de ses vaisseaux. Mais la cause d'affaiblissement de toute la mécanique humaine tient souvent, comme on le verra, au régime et à l'intempérance, au défaut d'exercice. Décidément, la gourmandise est un des plus dangereux péchés capitaux : ses conséquences sont inéluctables et funestes.

Précisons un peu les défectuosités du mécanisme. Le cumul des années détermine dans notre organisme les troubles et les modifications que l'on vient d'indiquer. Ces changements, se produisant lentement, sont assez bien supportés pendant un certain nombre d'années. Dans les cas de sénilité précoce, les mêmes transformations se produisent, mais plus rapidement atteignent le même degré de lésions. La nutrition, aussi promptement compromise et déficiente, est moins bien supportée par l'ensemble des organes : l'accommodation est lente, pénible, les fonctions s'exécutent difficilement, les malaises sont fréquents.

C'est la *période de coincement*. Les tissus

sont pressés contre les parois ou bien s'appuient et se coincent. Dès lors, perte de cette élasticité si essentielle, d'où affaissement et ratatinement.

Il y a lieu de rappeler que, dans le consensus fonctionnel, on doit aussi signaler une *dépendance interorganique*, selon l'expression favorite de Tarde, dans ses études sociologiques.

En effet, il existe une hiérarchie et une subordination des organes.

Dans l'état de maladie, quand un organe faiblit ou souffre, un autre organe le supplée en partie, mais celui-ci agit à son tour sur un autre organe, et ainsi, de proche en proche, la circulation devient défectueuse, des stades s'établissent, les échanges sont entravés. C'est la séquelle des affections. Tel est le mode d'installation des cas de sénilité précoce.

On n'a pas l'âge de son inscription sur les registres de l'état civil, mais du degré de vitalité des vaisseaux et des tissus, du fonctionnement de la dépendance interorganique, qui compromettent plus ou moins les rouages de la mécanique animale.

A l'âge moyen de la vie, après une maladie prolongée, une existence de fatigues et d'excès — il y a toujours excès alimentaire — surtout entre quarante-cinq et soixante ans, il faut apprendre à être vieux.

La vie est bonne en elle-même : elle a donné au plus grand nombre des satisfactions. Notre façon de la traiter sans ménagement occasionne assez vite une série d'infirmités et de maux. La vie, dans son fonctionnement, est moins brutale, ne détermine qu'avec lenteur et presque en silence des modifications semblables à celles de la sénilité précoce, mais moins graves et presque supportables.

Le dernier ouvrage de notre existence est, semble-t-il, de hâter notre mort. L'ami Montaigne dit aussi : « A la vérité pour s'apprivoiser à la mort, il n'y a que de s'en avoisiner. »

C'est en durant sans trop d'infirmités qu'il faut l'attendre. La vie ne consiste pas à vivre, mais à se bien porter [1].

[1] Il faut faire des efforts pour éviter de ressembler au portrait qu'a fait Ronsard (ode XVI, 5e livre) du vieillard cacochyme :

> *L'homme vieil ne peut marcher*
> *N'ouyr, ne voir ni mascher :*
> *C'est une idole enfumée*
> *Au coin d'une cheminée,*
> *Qui ne fait rien que cracher.*
>
> *Il est toujours en courroux ;*
> *Bacchus ne lui est plus doux,*
> *Ny de Venus l'accointance ;*
> *En lieu de mener la dance,*
> *Il tremblotte des genoux.*

La santé, d'après Diderot et bien d'autres, est la pierre angulaire du bonheur. Montaigne — il faut toujours avoir recours à lui — donne à son vingtième Essai un titre de vaillante ataraxie épicurienne : *Philosopher c'est apprendre à mourir.*

Sénèque avait dit : « Apprendre à vivre, c'est apprendre à mourir »; Diderot écrit à son tour : « Et apprendre à mourir, c'est apprendre à vivre. »

L'auteur des *Essais* s'exprime ainsi : « Si la mort était une ennemie qui puisse s'éviter, je conseillerais d'emprunter les armes de la couardise; mais puisque cela ne se peut, attendons cet ennemi de pied ferme. Comme la mort nous menace de tant de manières, n'y a-t-il pas plus de mal à les craindre toutes que d'en subir une seule? »

Il nous faut, après cet aperçu rapide de l'état des organes internes et de leur fonction chez le vieillard, étudier systématiquement et de plus près les changements survenus dans la structure organique et dans les fonctions.

LES TROUBLES ORGANIQUES CHEZ LES VIEILLARDS

Grasset, dans la préface du livre de Rauzier, dit que ce *Traité des Maladies des vieillards* est l'ensemble de la *Physiopathologie de la vieillesse* : cette période naturelle de la vie ordinaire sur son déclin est la plus avoisinante de la mort.

Grasset critique les opinions de Metchnikoff sur la vieillesse, qui serait non une période de la vie normale, mais le résultat de désharmonies naturelles ou acquises de l'organisme humain.

Cependant, il est bien établi que certaines causes hâtent la vieillesse, tandis que d'autres la retardent.

La validité ou force de résistance d'un vieillard est précisée non par son âge, mais par l'état de ses organes et par leur fonctionnement.

Il y a donc des *causes variables* apportant leur influence et une *prophylaxie* due au régime qui intervient pour retarder la sénilité.

Celle-ci se fait peu à peu, il y a des vieillissements partiels. Grasset ajoute en précisant : « Chaque grand appareil a son âge chez un même individu. N'avez-vous pas rencontré souvent un cerveau de cinquante ans et des artères de soixante-dix, chez un homme à qui l'état civil assigne soixante ans. »

L'appareil circulatoire est atteint plus tôt que le cerveau. « Cela tient à ce que les grands appareils vieillissent d'autant plus vite qu'ils ont plus tôt atteint le maximum et la perfection de leur développement. » C'est probablement sous l'influence de cette cause que le cerveau psychique est le dernier à vieillir chez l'homme dont la vieillesse se fait normalement. Metchnikoff prétend que le cerveau reste jeune et ce sont les vieillards qui apprécient le mieux les conditions de l'existence. J.-J. Rousseau a dit : « Nous nous inquiétons plus de notre vie à mesure qu'elle perd de son prix. Les vieillards la regrettent plus que les jeunes gens. »

Après les modifications de la fonction circulatoire, il y a atteinte de la fonction de nutrition, les échanges et la transformation de matière sont compromis, il y a diminution marquée de la fonction antitoxique, d'où insuffisance antitoxique générale.

C'est ainsi que Grasset précise les limites et les chapitres de la physiopathologie des vieillards.

Dans l'introduction à son important ouvrage, le professeur Rauzier cite les livres qui traitent des maladies des vieillards. Nous rappellerons seulement les noms des auteurs consultés : Beau, Gillette, Durand-Fardel, Charcot (1867), Demange (1886), Brousse (1886), Boy-Teissier (1895), Metchnikoff, Létienne, Léri (1906), Scheffler (1896). Nous tenons aussi à signaler les ouvrages de Flourens, Jean Finot, Legrand, dont nous avons déjà parlé à propos de la longévité, ceux de Réveillé-Parise, de Turc, de Noirot, de Lorand.

Charcot a nettement indiqué la différence essentielle entre la vieillesse et la sénilité, le mode de réaction des vieillards dans l'état des maladies.

Les changements dans le corps du vieillard, l'aspect extérieur montrent une atrophie générale de l'individu : en effet, d'après Quetelet *(Sur l'homme et le développement de ses facultés*, Paris, 1835), la taille et le poids ont diminué. Il en est de même pour les organes internes, sauf le cœur et les reins qui ont conservé les dimensions de l'âge moyen de la vie. D'après Marey *(Sur la circulation*, p. 415), le cœur des vieillards a une puissance plus grande que celle qu'il a eue, le pouls donne des pulsations énergiques et a augmenté de fréquence.

L'appareil génital et les forces musculaires

sont affaiblis, de même les fonctions du système nerveux.

Il y a amoindrissement de la fonction respiratoire.

La vieillesse affaiblit les fonctions, mais ne les
paralyse pas. Les organes s'acquittent de leur
tâche aussi énergiquement que chez l'adulte.

Il y a pour le vieillard des immunités spéciales et des prédispositions morbides que l'on
n'observe pas chez l'adulte. Grisolle dans son
Traité de la pneumonie, p. 245, dit : « A un
âge avancé les organes semblent vivre et souffrir
isolément, leur sphère d'activité paraît plus
restreinte... On ne devra jamais oublier que,
dans un âge avancé, les lésions les plus graves
peuvent coïncider avec un petit nombre de
symptômes légers, insignifiants. »

D'après Beau, « à l'infirmerie de la Salpêtrière on fait peu d'autopsies sans rencontrer
un nombre plus ou moins grand de calculs dans
la vésicule, et pourtant les coliques hépatiques
sont extrêmement rares à la Salpêtrière ».

Gillette relate : « C'est chez les vieillards
qu'on rencontre des dégénérescences de l'estomac à marche trompeuse, qui ne sont accompagnées ni de vomissements, ni de douleurs
violentes, ni de dyspepsie au moins avouée,

et la phtisie chez le vieillard est remarquable par sa forme lente et insidieuse. »

Charcot ajoute : « Chez le vieillard, l'organisme reste pour ainsi dire impassible devant les altérations les plus graves. C'est donc par défaut que pèchent ici les réactions, et le médecin doit redoubler d'attention et tenir compte des moindres indices, s'il veut ne pas se laisser surprendre par des accidents complètement imprévus. »

Létienne insiste sur la même distinction : « Bien que proches et souvent confondus, les deux mots vieillesse et sénilité ont une différence notable. La vieillesse est simplement la dernière période de la vie ; la sénilité est l'affaiblissement lentement progressif des facultés corporelles et mentales chez le vieillard. La transition entre la vieillesse et la sénilité est la plupart du temps insensible. Elles se confondent, sans qu'il soit possible, au premier abord, de dire ce qui est l'effet de l'une et le résultat de l'autre. Mais de ce que les limites en soient malaisées à définir, il ne s'ensuit pas qu'il faille renoncer à les tracer. La vieillesse, état physiologique, manque de la régénération, qui est la caractéristique des premiers âges de la vie. La sénilité, état pathologique, est l'aboutissant d'une infinité de causes altérantes. La passivité de la première contraste avec l'activité de la seconde. »

Pour nous, la vieillesse résulte du cumul des années, alors que la sénilité est la conséquence des altérations des tissus ou des changements dans les fonctions. Complétons en définissant la sénescence : la diminution de l'activité vitale dans tous les éléments cellulaires. On a appelé *sénilité précoce* l'involution symptomatique ou la sénilisation prématurée sous l'influence de la misère et de l'alcoolisme. Cet état peut se montrer entre trente-cinq et quarante ans [1].

Circulation. Sang. Glandes vasculaires. Le cœur sénile est gros, mou, avec quelques dépôts graisseux à la surface. Toutes ses dimensions sont augmentées. Il en est de même

---

[1] On peut citer comme curieux exemple historique : la vie déréglée, la maladie et la mort à quarante ans de Mathurin Régnier, survenue à Rouen le 22 octobre 1613. Atteint de syphilis grave, il a donné la preuve de son insouciance dans la rédaction de sa propre épitaphe :

J'ai vescu sans nul pensement,
Me laissant aller doucement
A la bonne loy naturelle
Et si m'estonne fort pourquoy
La mort osa songer à moy
Qui ne songeay jamais à elle.

du poids, la moyenne générale serait de 374 grammes pour les hommes et 274 pour les femmes. Les lésions s'observent :

1° Sur les fibres du myocarde (atrophie ou dégénérescence graisseuse ; d'après Renaut et Mollard, il y a une myocardite parenchymateuse), sclérose du tissu conjonctif, lésions de myocardite chronique, et taches laiteuses du péricarde.

2° Le plus souvent il y a lésions des vaisseaux : artério-sclérose (endo-péri-artérite sur les petits vaisseaux, d'où résorption de la tunique moyenne, musculaire et élastique) ; l'athérome se montre sur les artères de gros calibre, sauf l'artère pulmonaire. Ce sont des foyers athéromateux, en plaques gélatiniformes, taches jaunes, pustules athéromateuses, plaques calcaires. Il y a dégénérescence de la tunique interne, après endo-péricardite oblitérante du vaso-vasorum de la tunique externe. Les lésions ne se trouvent pas chez tous les vieillards ; on ne les a pas rencontrées dans des autopsies de centenaires.

Boy-Teissier a distingué une *artério-xérose*, processus évolutionnel normal et en rapport avec l'âge. Les veines sont aussi atteintes : il y a une *phlébo-xérose*, et alors s'est constituée l'*angio-xérose*, c'est-à-dire une « vénosité », état assez fréquent chez les vieillards.

3° Les troubles fonctionnels de la circulation passent inaperçus chez de nombreux vieillards. Les palpitations sont rares ; il y a parfois de la dyspnée d'effort ; tendance aux hémorragies, ainsi des épistaxis ; un peu d'œdème des chevilles, le soir, après des fatigues.

Les pulsations sont de 65 à 75, on constate de la tachycardie ; à l'auscultation, le premier bruit est moins fort, affaibli, le second est claqué.

Parfois, il y a dédoublement du premier bruit, consécutif à l'hypertrophie du ventricule gauche.

Le pouls est plein ; la tension artérielle accrue (de 20 à 23, au lieu de 16 à 18, du sphygmomanomètre de Potain).

Le *sang* présente des altérations en rapport avec la défection des organes hématopoiétiques et de l'insuffisance de l'hématose, chez le vieillard.

De là, résulte la coloration moins rouge du sang artériel ; la diminution du nombre des hématies, de la quantité d'hémoglobine. Il y a moins de fibrine et d'albuminoïdes, la cholestérine est augmentée. C'est donc un sang défectueux.

La *rate* sénile est caractérisée par une perte marquée de poids avec épaississement des capsules.

Le *corps thyroïde* est ratatiné, la sécrétion colloïde diminuée.

Dans les *capsules surrénales*, on a aussi relevé des modifications : elles sont hypertrophiées chez les vieillards et les séniles.

Dans ces dernières années, on a insisté sur le rôle des glandes à sécrétion interne et il convient d'indiquer les constatations faites en clinique ou dans les recherches physiologiques.

D'après Starling (1914), on donne le nom d'*hormones* (de ὁρμέω, j'éveille) à un produit de sécrétion interne, à fonction stimulante. On l'appelle *chalone* si le produit restreint l'activité d'autres organes. Voici, d'après Doyon[1], comment on peut comprendre le rôle des hormones. C'est toute substance qui, circulant dans le sang ou les humeurs, est excitatrice des actes de la nutrition : ferments composés dont l'ébullition n'abolit pas les propriétés; substances de l'ordre minéral; les gaz du sang qui, par les variations de leurs tensions, interviennent pour régler les mouvements de la respira-

---

[1] *Traité de Physiologie*, par MORAT et DOYON, t. V (fonctions de reproduction par Doyon, 443 à 860), Paris, 1918.

tion ; l'adrénaline ; les substances dont le défaut ou l'excès produisent le myxœdème, le goitre exophtalmique, etc. ; ainsi la croissance est ralentie (ablation du thymus), activité de l'hypophyse (tumeur du lobe antérieur, acromégalie), hypophyse augmentée de volume (gigantisme).

Si l'activité de l'hypophyse est diminuée, il survient des dépôts de graisse, de l'infantilisme, le syndrome de Frölich. Du côté de la glande pinéale, il y a une influence inhibitrice sur le développement des glandes génitales et des caractères sexuels secondaires.

Dans une variété d'eunuchoïdisme se trouve le type de *gérodermie génitodystrophique* de Rummo et Ferranini, dans lequel dominent le sénilisme de la face et de la peau et les modifications squelettiques (le masque sénile, précoce, remonte à l'enfance). Il y a aussi des symptômes pluriglanduleux et parfois on constate une altération primitivement combinée des systèmes endocrinien et sympathique. On peut ranger dans cette catégorie, dit Lévi, le *nanisme sénile* de Variot et Pironnoair ou *progérie* de Hastings Gilford. Il y a, chez des enfants et des adolescents, arrêt de croissance de toute la masse du corps, cachexie, atrophie génitale. « La chute des cheveux et des sourcils, l'atrophie du squelette et des muscles reproduisent des symptômes d'un sénilisme précoce prononcé auquel correspond anatomiquement l'existence d'un athérome des artères et des valvules cardiaques. L'autopsie, dans un cas de Ransom, a montré une sclérose de presque toutes les glandes endocrines ou exocrines. »

Lévi[1] rappelle l'opinion de Lorand, qui a prétendu que la *sénilité* physiologique est due à l'insuffisance des glandes endocrines et particulièrement de la thyroïde. Pende n'a pas été de cet avis et ne pense pas qu'il soit vrai de tout ramener à la notion hormonique. « Les hormones, dit Lévi, ne sont pas des facteurs de l'évolution du développement des tissus, mais des régulateurs de ces fonctions. La croissance est un phénomène autochtone des cellules, et semblablement l'involution sénile. Les altérations hormoniques peuvent hâter ou retarder la sénilité, mais ce ne sont pas elles qui créent cette phase physiologique de la vie de toutes les cellules. Dans cette phase, les

---

[1] Léopold Lévi, Glandes à sécrétion interne et morphologie, d'après l'« Endocrinologie » de Pende (*Revue d'Anthropologie*, nos 9-10 et 11-12, 1918).

glandes endocrines vieillissent comme tous les autres organes. Il n'en est, d'ailleurs, pas moins vraisemblable, et c'est une opinion que moi-même j'ai soutenue, que la sénilité précoce ou pathologique peut dépendre des altérations de quelques glandes, surtout des altérations combinées de la thyroïde et des glandes sexuelles. »

Voilà des rapprochements intéressants à faire entre des symptômes morbides et ce qui se passe dans la sénilité. Ce sont des pertes localisées, alors que, dans la vieillesse avancée, la faillite des tissus est générale.

La respiration. On trouve chez le vieillard des modifications de l'appareil respiratoire, ce sont : les lésions de la cage thoracique, des conduits aériens, de la plèvre et des poumons.

1° La cage thoracique se caractérise par une certaine atrophie des muscles, l'altération des os, des cartilages, des articulations. Il y a soudure des pièces du sternum, ossification des cartilages costaux, changement dans la position des côtes, d'où agrandissement du diamètre antéro-postérieur du thorax, atrophie des disques intervertébraux, incurvation de la colonne vertébrale. La cage thoracique est presque immobilisée.

2° Il se produit une ossification des cartilages des conduits aériens, tels que larynx, cartilage thyroïde, trachée et bronches. Des modifications se montrent dans la muqueuse bronchique.

3° Les plèvres sont épaissies, avec plaques de frottement et même des incrustations calcaires. Les poumons, petits, sont d'aspect ardoisé, pigmentés. Ils deviennent scléreux, avec dilatation alvéolaire et disparition de l'élément élastique. Il y a de l'anthracose.

Sous l'influence des lésions survenues dans l'appareil respiratoire, il survient des troubles fonctionnels importants : la voix chevrotante, un catarrhe constant avec toux et expectoration.

Le jeu du thorax étant compromis, l'air inspiré est en moins grande quantité, alors que s'accroît l'air résidual. Demange a dit : « Le vieillard, comme l'emphysémateux, respire dans une sorte d'atmosphère confinée. » On a prouvé, par l'expérience, que le vieillard, dans une inspiration maxima, n'introduit que 2 litres 65 d'air, alors que l'expérience faite sur un adulte montre que ce dernier aspire 3 litres 15.

Le vieillard est donc constamment en menace d'asphyxie, surtout après un effort ou un excès de fatigue.

Appareil digestif et annexes. Il y a disparition des dents, souvent on constate la présence des canines et incisives inférieures. La muqueuse buccale est plus pâle.

L'estomac est dilaté ou plus petit. Les intestins sont, à cause de l'inflexion de la colonne vertébrale, refoulés vers le bassin.

Le foie est pâle ou jaunâtre, poussé à gauche, atrophié. Il y a dégénérescence graisseuse des cellules hépatiques. Souvent des calculs dans la vésicule biliaire. Le pancréas est, en partie, atrophié.

Malgré tous ces désordres, les troubles digestifs sont assez rares. Fréquentes, au contraire, se constatent les hémorroïdes et une constipation opiniâtre. Le plus souvent, il y a trouble de l'assimilation et nutrition amoindrie.

Reins et urination. Les reins sont plus petits et pèsent moins. La surface est irrégulière, parfois bosselée, avec petits kystes, la capsule est adhérente et plus épaisse. La substance corticale est décolorée, atrophiée. Souvent, athérome des artères rénales. A l'examen microscopique, atrophie des cellules des glomérats et des tubuli, sclérose interstitielle. Il y a néphrite diffuse. Le *bassinet* présente une muqueuse épaisse et violacée.

L'*uretère* a des parois hypertrophiées. La *vessie* est dilatée, avec d'épaisses parois, et elle devient une *vessie à colonnes* quand la prostate est hypertrophiée. L'urètre reste normal.

Les troubles fonctionnels consistent en la fréquence des mictions, surtout nocturnes. Le jet des urines se fait en vrille, leur projection est diminuée, les dernières gouttes s'écoulent directement vers le bas.

La quantité et la qualité des urines a été étudiée par Roche, dans sa thèse (Paris, 1876). Rappelons les chiffres normaux : quantité : 1.350 c. c. — Densité : 1.019. — Réaction : acide. — Urée : 19 à 24 grammes. — Chlorures : 10 gr. 45. — Acide phosphorique : 3 gr. 25.

Roche a étudié le mouvement de désassimilation chez le vieillard. Il s'est basé sur une série de recherches faites dans le service et sous le contrôle du professeur Bouchard. Voici un résumé des conclusions qui n'ont rien perdu de leur importance :

D'après Bouchard, le taux moyen de l'urée est de 0,33 et celui de l'acide phosphorique de 0,038 quotidiennement éliminé par kilogramme de poids du corps de l'adulte.

Chez les vieillards les valeurs comparatives sont de 0,224 d'urée et de 0,035 d'acide phosphorique. Donc, une diminution d'un tiers pour l'urée et d'un douzième pour l'acide phosphorique, la quantité absolue d'urine est diminuée, la densité de l'urine et la quantité de chlore sont à peine modifiées.

On constate l'abaissement de la température axillaire dans l'aisselle. La température rectale est supérieure de 8/10 à la température axillaire.

Il y a donc un ralentissement absolu du mouvement de désassimilation.

En résumé, dans l'urine des vieillards, il y a diminution des matériaux solides, tenant à une assimilation défectueuse et à une désassimilation ralentie.

Appareil génital. 1° *Chez l'homme,* on constate que les organes génitaux du vieillard sont atrophiés, flasques, la verge petite, le scrotum très lisse, les poils blancs; à la palpation, les testicules sont petits, l'épididyme a la même consistance, avec une surface mamelonnée.

Il y a. peu à peu, involution de la glande séminale : d'abord disparaissent les spermatogonies, puis les cellules de Sertoli

Comme troubles de là fonction, on dit que,

vers cinquante ans, il y a diminution marquée de l'activité génitale. Les désirs peuvent ne pas être amoindris, et les tentatives fréquentes. s'accompagnent de réussites qui maintiennent, même à un âge avancé, la possibilité du coït avec éjaculation du sperme. On peut dire de la satisfaction de cet instinct ce qui a été appliqué à la passion de l'alcoolique : qui a bu, boira.

2° *Chez la femme.* Même flétrissure des organes externes, vulve entr'ouverte, poils blancs, vagin dilatable, ovaires et trompes atrophiés. Les modifications du côté de l'utérus sont particulièrement caractéristiques (thèse d'Arnal, *Utérus séniles*, Paris, 1905) : atrophie de la muqueuse et des éléments musculaires, hyperplasie conjonctive, sclérose vasculaire, dégénérescence kystique des glandes, hématomes de la paroi, vaisseaux calcifiés.

Le trouble fonctionnel s'accuse par la ménopause. C'est le début de terminaison de la sexualité. Quand la ménopause est définitivement installée, on peut dire que la femme est asexuée.

Systèmes musculaire, osseux, articulaire. Les *muscles* sont devenus flasques et d'aspect feuille morte.

Les *os* sont modifiés dans leur contexture,

ils n'ont plus la même composition chimique (l'élément organique s'est accru, l'élément calcaire a diminué), les os plats sont plus minces. Il y a une ostéoporose sénile qui les rend plus cassants. Le rachis s'est déformé, la taille est diminuée de 6 à 7 centimètres.

Les *cartilages*, infiltrés de graisse, sont jaunes. Les cartilages des côtes, du larynx, de la trachée, des bronches sont remplis de granulations calcaires.

Les troubles fonctionnels s'accusent par une certaine impotence, une « meiopragie » motrice, selon l'expression favorite de Rauzier.

Peau et annexes. Les veines sont dilatées, les artérioles dégénérées, d'où production de thromboses et d'hémorragies sous forme d'ecchymoses (sur le dos des mains, les conjonctives, sur les tibias).

Les modifications de l'épiderme produisent du géromorphisme cutané, tel l'hyperkératose sénile ressemblant, parfois, à de l'ichtyose. On constate aussi de la crasse épithéliale, d'où ces taches spéciales au visage, sur le dos des mains, que nous avons déjà signalées.

L'alopécie sénile et la canitie s'observent surtout chez l'homme : c'est la vieillesse chenue. Au contraire, la femme constate, après la ménopause, le développement des poils aux lèvres, sur le menton, avec, parfois, plissement des lèvres d'aspect scrotal, changement du timbre de la voix. On a donné à cet ensemble le nom de « virilescence ».

Altération et troubles fonctionnels du système nerveux. Peu d'altération du côté des méninges cérébrales et spinales à la pie-mère, indurations des corpuscules de Pacchioni. Parfois la membrane est amincie et fenêtrée.

Pour le cerveau sénile, il faut consulter le rapport de Leri au Congrès des Aliénistes, etc., à Lille, en 1906 : « Toujours à un certain âge, il existe des modifications diffuses dans la structure du cerveau, et ces altérations sont, à un degré plus ou moins atténué, les mêmes qui, dans certains cas, produisent les *lésions séniles en foyer* les plus nettement caractérisées et anatomiquement et cliniquement. » Le cerveau sénile est plus petit et pèse moins. Toutefois, on a trouvé que celui de Cromwell, à cinquante-neuf ans, avait un poids de 2.229 grammes ; le cerveau de Cuvier, mort à soixante-trois ans, pesait 1.831 grammes.

On constate souvent l'*état criblé* de la substance cérébrale, bien décrit par Durand-Fardel : cette lésion se trouve dans la substance blanche des circonvolutions de l'insula et du lobe temporal. Il y a dilatation des gaines périvasculaires sur laquelle a insisté Pierre Marie.

Chez la plupart des vieillards, les vaisseaux de l'encéphale sont altérés : plaques calcaires des vaisseaux de l'hexagone et des artères qui en émergent. Il y a altération des trois tuniques vasculaires, ou bien endartérite et périartérite, d'où formation d'*anévrismes miliaires*. On constate aussi les *lacunes de désintégration* et l'*état vermoulu* (Pierre Marie, et plus tard Grasset).

Pour la *moelle épinière*, les travaux de Demange ont montré la rareté de l'atrophie, un certain état de sclérose diffuse de la substance blanche latérale et postérieure, diminution du canal central de l'épendyme. Il y a, parfois, d'après Pic et Bonnamour, des scléroses médullaires fasciculées. Comme troubles fonctionnels, on constate : 1° ceux de la *sensibilité* qui est amoindrie, bien que le vieillard éprouve plus vivement les variations de la température atmosphérique ; 2° la *motilité* est très marquée, avec troubles moteurs, la force musculaire diminuée, la coordination se fait moins bien, la marche est lente et particulièrement difficile la nuit ou dans la descente d'un escalier obscur, d'où l'aide indispensable de la canne, cette *antenne* du vieillard. Les cliniciens lyonnais déjà cités ont insisté sur la paralysie spasmodique des vieillards athéromateux. Il y a diminution des réflexes tendineux et musculaires. Signalons enfin le tremblement sénile qui est toujours d'origine nerveuse et pathologique ; 3° l'*intelligence :* les poètes, Lucrèce et Boileau, ont insisté sur les changements que l'âge apporte dans l'esprit, dans les plaisirs et les mœurs.

Il est intéressant de reproduire ici la description souvent citée sur l'état de la pensée et du moral chez le vieillard d'après Longet, dans sa *Physiologie :* « Le vieillard vit surtout de ses souvenirs ; il saisit mal ce qui se passe autour de lui ; souvent il n'admet qu'avec répugnance les faits récents, les inventions nouvelles ; il n'apprend qu'avec difficulté et retient rarement les événements dont il vient d'être témoin. Au contraire, les connaissances antérieurement acquises, celles qu'il possède depuis sa jeunesse, il les conserve davantage, il les concentre en quelque sorte. De là vient sans doute que, dans tous les temps et chez tous les peuples, on a fait de la sagesse l'attribut des vieillards. Ils sont sages, parce qu'ils commen-

cent à devenir étrangers au monde, au milieu
duquel ils vivent, parce que leurs sens, amortis
et épuisés, ne peuvent détourner leur esprit de
l'objet qui les occupe, parce qu'ils ont pour
eux l'expérience d'un autre âge, sans en avoir
les passions. Les vieillards vivent plus en eux-
mêmes : aussi ne manquent-ils pas de s'isoler
du monde, qui n'est pas fait pour eux, ou plutôt
pour lequel ils ne sont plus faits. Les bruyants
amusements de l'enfance les agacent, les plaisirs bouillants de la jeunesse les irritent, les
joies mêmes si pures de l'âge mûr les affligent ;
tout cela leur rappelle un passé qui ne doit plus
revenir, le jour d'hier qui n'aura peut-être pas
de lendemain. Ce qu'il leur faut, ce qu'ils dési-
rent, ce qu'ils exigent, c'est le repos, la chaleur
du soleil, l'ardeur du foyer pour ranimer leurs
membres engourdis ; c'est le silence qui ne
trouble pas la voix de leurs souvenirs ; c'est,
pour leur amour-propre, quelques flatteries.
L'habitude leur a fait une nécessité des soins
de la famille, des caresses de leurs petits-
enfants, des prévenances dont on les entoure ;
mais le plus souvent, leur cœur y est insensible, leur corps seul les reçoit... Sans doute
tous les vieillards ne sont pas ainsi ; il en est
dont le cœur reste jeune et bat vivement

dans un corps affaibli ; mais, en général, ils sont moroses, à charge à eux-mêmes et aux autres, quand ils ne sont pas entourés d'enfants qui aiment en eux le passé et excusent le présent. »

Leri, à son tour, trace le tableau de l'affaiblissement progressif vers le terme de la vie : « Mémoire, affectivité, intelligence dans ses multiples manifestations, association d'idées, attention, jugement, volonté ; tout est donc en baisse chez la plupart des vieillards. La baisse peut être assez légère pour que le vieillard paraisse à première vue à peu près normal, pour qu'on puisse au moins le classer dans cet état que Legrand du Saulle considérait comme mixte, intermédiaire entre l'état normal et l'état pathologique[1]. »

Anatomie et physiologie générale de la vieillesse. Les lésions de la sénilité se caractérisent par : 1° l'*atrophie* (la plupart des organes ont diminué de volume et de poids, sauf le cœur et la prostate), accompagnée de dégénérescence graisseuse, colloïde, pigmen-

---

[1] Consulter LEGRAND DU SAULLE, *Etude médico-légale sur les Testaments*, etc., chap. III : Les progrès de l'âge, la vieillesse et la sénilité, la dernière maladie et l'état mental des mourants.

taire, amyloïde; 2° la prolifération du tissu conjonctif, d'où sclérose; 3° les lésions des vaisseaux.

B. Ball résumait ainsi ces modifications dernières : « Atrophie des organes, atrophie des tissus, atrophie des appareils, atrophie des fonctions qui leur correspondent; voilà pour ainsi dire le vestibule de la mort. »

Le tégument sénile offre très peu de résistance. C'est le trouble constitutionnel qui conditionne les dermatoses de la vieillesse, cette diathèse spéciale.

Il y a, en même temps, élaboration défectueuse des albumines et élimination incomplète des matériaux usés, d'où une sorte d'auto-intoxication.

CHANGEMENTS

DANS LES FACULTÉS INTELLECTUELLES ET MORALES

CONSÉCUTIFS A DES MALADIES

Nous n'avons encore rien dit des modifications que la vieillesse détermine dans le fonctionnement du système nerveux. C'est le côté important, mais aussi le plus long à traiter : il faut nous contenter d'en indiquer les grandes lignes. D'abord, le début des premiers troubles consécutifs à des maladies.

Comme exemple historique de présénilité, je ne puis mieux faire que d'indiquer avec feu mon ami, le professeur Régis (de Bordeaux), l'état mental de Jean-Jacques Rousseau dans les dernières années de sa vie.

Il est établi que Jean-Jacques était un neurasthénique artério-scléreux, du type arthritique et constitutionnel. Cette diathèse très caractérisée se manifeste souvent par des symptômes physiques et psychiques ; à l'âge mûr, Rousseau présenta comme épisode paroxystique un *délire de persécution mélancolique* dont le point culminant a été plus tard le grand vertige de Notre-Dame et les accidents convulsifs, décrits par Bernardin de Saint-Pierre, Corancez et Moultou. Ces troubles étaient les indices révélateurs de l'artério-sclérose cérébrale, sous la stimulation de l'intoxication urémique.

Pour les deux dernières années, nous avons comme une observation médicale rédigée par le malade lui-même, de soixante-quatre à soixante-six ans.

Jean-Jacques constate un affaiblissement intellectuel et se plaint dès les premiers mois de 1778. Dans sa lettre au comte Dupret, du 3 février, il dit : « Vous rallumez, monsieur, un lumignon presque éteint ; mais il n'y a plus d'huile à la lampe, et le moindre air de vent peut l'éteindre sans retour. »

Cet état ne l'empêche pas d'écrire les *Rêveries du promeneur solitaire*, ce livre vraiment extraordinaire. C'est, de tous les ouvrages de Rousseau, celui qui est resté le plus jeune et impressionnant. Voilà l'œuvre immortelle.

La première promenade est de la fin de 1777. La dernière est peut-être d'avril 1778, trois mois avant sa mort.

Dans la *deuxième promenade*, il insiste d'une façon précise sur les troubles cérébraux : « Mon imagination, déjà moins vive, ne s'enflamme plus comme autrefois à la contemplation de l'objet qui l'anime ; je m'enivre moins du délire de la rêverie ; il y a plus de réminiscence que de création dans ce qu'elle produit désormais ; un tiède alanguissement énerve toutes mes facultés ; l'esprit de vie s'éteint en moi par degrés ; mon âme ne s'élance plus qu'avec peine hors de sa caduque enveloppe, et sans l'espérance de l'état auquel j'aspire parce que je m'y sens avoir droit, je n'existerais plus que par des souvenirs... » Et dans la *septième promenade* : « Je ne puis plus, comme autrefois, me jeter tête baissée dans ce vaste océan de la nature, parce que mes facultés affaiblies et relâchées ne trouvent plus d'objets assez déterminés, assez fixes, assez à ma portée, pour s'y attacher fortement, et que je ne me sens plus assez de vigueur pour nager dans le chaos de mes anciennes extases. Mes idées ne sont presque plus que des sensations, et la sphère de mon entendement ne passe pas les objets dont je suis immédiatement entouré. »

Comme le dit Régis, il n'est pas possible de mieux dépeindre que ne l'a fait Jean-Jacques Rousseau le début de la décadence présénile et d'en mieux faire ressortir les caractères fondamentaux, c'est-à-dire : la faiblesse de transformation des sensations en idées, la diminution du pouvoir de création, le rétrécissement du champ cérébral, la prédominance dans la vie mentale de la réminiscence et de l'automatisme.

Rapprochons le début de la *dixième promenade :* une bouffée de jeunesse monte à sa mémoire, avec la joie et la fraîcheur printanière de ses dix-sept ans : « Aujourd'hui, jour de Pâques fleuries, il y a précisément cinquante ans de ma première connaissance avec Mme de Warens. »

Notre ami regretté, Paul Dubuisson, a rendu compte dans nos *Archives* (t. X, p. 616), dont il était le rédacteur autorisé, du Congrès des Aliénistes à Bordeaux en 1895. Il a signalé l'étude du Dr Ritti, médecin en chef de Charenton, sur les *Psychoses de la vieillesse*, et l'a résumée dans ses grands traits.

Il élimine la démence avec idées délirantes et traite d'abord de la psychologie normale de la vieillesse avec ses caractères très nets : affaiblissement intellectuel, exagération du moi, résultat de l'évolution physiologique de cet âge et ne se rattachant pas aux signes pathologiques de la démence sénile.

Ritti montre qu'on peut observer chez le vieillard physiologique toutes les psychoses rencontrées chez l'adulte : manie, mélancolie simple, ou anxieuse, ou avec stupeur, la folie à double forme, la confusion mentale, les délires systématisés de persécution ou de grandeur, toutes les variétés de folie dite instinctive.

La mélancolie est la plus fréquente, surtout le type hypocondriaque, qui peut devenir la mélancolie anxieuse.

On constate aussi des cas de délire de persécution qui sont comme l'exagération maladive de l'état psychique normal du vieillard. Naturellement méfiant, il redoute d'être volé par ses enfants, les personnes de son entourage et même des voisins, des gens de passage ; alors les vieillards épient, surveillent, sont aux aguets, entendent des voleurs, prennent des précautions et des armes pour soutenir une attaque, un siège.

La vue et l'ouïe s'étant affaiblies, ils ont des hallucinations, surtout de la vue. Lasègue avait déjà indiqué cette fréquence de l'hallucination de la vue chez les vieillards persécutés.

On observe surtout des cas d'impulsion érotique morbide avec toutes sortes de manifestations bizarres, surtout des exhibitionnismes.

Il faut savoir que beaucoup de ces psychoses à cet âge de la vie sont guérissables, surtout dans les cas de mélancolie et de manie. On a dit, avec quelque raison, que chez le vieillard toutes les impressions sont fugaces ; placé à l'asile ou dans une maison de santé, il se laisse dominer par de nouvelles impressions. Vallon a montré, chez beaucoup de ces malades, l'influence bienfaisante du bien-être, du calme et d'un régime reconstituant.

La thèse de Scheffler : *Etude médico-légale de*

l'examen mental des vieillards (Lyon, 1896), a été faite dans notre laboratoire ; c'est un travail complet et précis pouvant servir de guide à l'expert. Le résumé suivant donnera une idée des sujets qui ont été traités.

Vivre longtemps ou devenir vieux, c'est continuer à subir une série de changements pour aboutir insensiblement à la mort. Il faut donc s'habituer volontairement ou de mauvaise grâce à cette constante instabilité. Mais, a dit le Dr Boy-Teissier : bien peu savent avoir pour eux et les autres la coquetterie de l'âge. Et ce médecin définit la sénilité : un fonctionnement en moins, une manière d'être de l'organisme tendant à diminuer l'intensité des fonctions, dans les organes que la durée même de leur fonctionnement a lassés et rendus moins actifs.

Les milieux dans lesquels l'homme évolue ont de l'influence sur la longévité, sur la durée de la vieillesse. Celle-ci serait prématurée chez les populations méridionales, au contraire, retardée pour les peuples du Nord, ainsi en Russie. D'après la statistique, c'est le département des Basses-Pyrénées qui présente, en France, la moyenne de la vie la plus élevée.

Il est rare de constater le vieillissement complet et simultané de tous les organes : le plus souvent la sénilité se remarque sur un organe ou une fonction. Peu à peu, le sénile se ferme au monde extérieur; de là, des conditions ou des désordres qui se remarqnent dans l'état mental.

Cette dégénérescence mentale peut se diviser en trois degrés :

Première période : Le vieillard conserve ses facultés, mais ne fait plus d'acquisitions.

Dans la *deuxième période*, il y a affaiblissement des facultés, c'est la préface de la démence.

La *troisième période* est celle de la démence nettement confirmée.

Voici les signes avant-coureurs du déclin des facultés mentales au début de la vieillesse. Ils sont bien indiqués par Scheffler.

L'homme âgé est sagace, prudent, circonspect, sobre de conjectures, d'un jugement mûr, mesuré dans son langage comme dans ses gestes; il forme ses idées comme il accomplit ses mouvements, avec lenteur et précaution.

En résumé, dans le premier degré de la sénilité, on distingue au point de vue intellectuel les caractères suivants : 1° diminution d'activité; 2° impossibilité ou grande difficulté d'assimiler des connaissances ou des idées nouvelles ; 3º volonté diminuée, d'où timidité et méfiance.

Au point de vue moral, il y a prédominance des instincts qui se manifestent d'une manière exagérée : 1º Instinct conservateur : la vieillesse chagrine incessamment amasse, dit Boileau. 2º Instinct sexuel : le vieillard est un soldat honteux, d'après les anciens.

La vieillesse ne détruit pas les passions, mais elle les cache. Écoutons Montaigne : « Nous ne quittons pas tant les vices, mais nous les changeons, et en pis. » Dans *Pulchérie*, cette pièce de la fin de sa carrière, Pierre Corneille, amoureux sur le tard, s'est peint dans le vieillard Martian. On trouve, dit Faguet, dans ce rôle, une merveilleuse analyse de l'amour chez les vieillards, « ardeurs réprimées, regrets de la jeunesse perdue, rage de l'impuissance, jalousie forlongée, honte et raillerie envers soi-même. » Y a-t-il des vieillards amoureux ou des amoureux qui ont vieilli ?

Concluons avec Montaigne : « La vieillesse nous attache plus de rides en l'esprit qu'au visage. »

L'intelligence paraît intacte, mais la famille s'aperçoit des changements, de modification du caractère, de la faiblesse des idées, moins nettes et moins vives.

La *deuxième période* est la préface de la démence. Elle se caractérise par : *a)* la disparition graduelle des facultés intellectuelles ; *b)* la diminution progressive des instincts affectifs ; *c)* les instincts prédominent, l'égoïsme est marqué, l'altruisme a disparu.

On observe alors l'affaiblissement et la disparition de l'esprit (intelligence et idées), du caractère (volonté et actes), du cœur (les sentiments et les désirs) : la disparition de ces facultés ou sentiments se fait d'après leur importance. Les plus complexes ou les plus élevés disparaissent d'abord.

La *démence* constitue la *troisième période* : les vieillards deviennent déments peu à peu ou brusquement, après une suractivité physique et intellectuelle.

Si la période prédémentielle s'accentue, on constate la disparition graduelle des facultés intellectuelles d'abord, puis des facultés affectives et des sentiments, enfin les instincts seuls se manifestent.

Dans ces conditions d'affaiblissement ou même de disparition de l'intelligence et des sentiments, des questions médico-légales se posent à propos des testaments, des donations, de la validité d'actes accomplis par des mourants.

En 1884, nous avons eu à préciser avec notre collègue Pierret l'état mental d'une centenaire, Mme Lacène, morte à cent trois ans : pour régler sa succession, il fallait établir l'état d'esprit de la testatrice, aux époques concomitantes des testaments.

Legrand du Saulle dans son livre publie sept observations d'extrême vieillesse, dans lesquelles des bizarreries, des excentricités, la diminution intellectuelle ou son affaiblissement, la démence sénile, ont permis à la justice de valider ou d'annuler un testament, d'ordonner un conseil judiciaire ou l'interdiction.

Il faut donc tenir compte, dans l'examen de l'état mental des vieillards, d'une cérébralité ou fonctionnement physiologique, mixte, pathologique. Les centres nerveux hésitent *(claudicat ingenium*, dit Lucrèce), plus tard, l'intelligence a disparu *(omnia deficiunt*, ajoute le même poète), puis le vieillard tombe en enfance *(senectus velut altera est pueritia)*.

La loi intervient alors pour protéger le vieillard. Le Code civil vise certaines capacités par l'*interdiction* dans les articles 489 à 512 et par le *conseil judiciaire* (art. 513 à 515). L'interdiction étant la privation absolue de tous les droits, le conseil judiciaire est un moyen terme entre l'exercice libre et l'interdiction. On peut encore protéger le sénile, pour sa personne et pour ses biens, en l'internant dans une maison de santé. De graves abus peuvent ainsi être évités. J'ai, à ce point de vue, et dans ces conditions, rédigé plusieurs rapports.

Plusieurs fois on a demandé mon intervention pour apprécier l'état mental d'un vieillard conjoint dans des cas de mariage *in extremis*, ou de reconnaissance d'enfants, dans les mêmes conditions.

Malgré ce que l'on a décrit sous le nom de *terreurs des mourants*, qui est une sorte de subdélire résultant d'hallucinations passagères ou d'illusion des sens, l'obscurité se fait peu à peu et on se rappelle qu'à ce moment Gœthe disait : *Plus de lumière, encore de la lumière.* Il en fut de même pour Renan. Son agonie dura huit jours ; il parla souvent des « deux grandes idées de divinité et de survie, que lui avait inculquées son enfance ». Une attaque passagère d'urémie obscurcissait parfois sa pensée. Dans une crise, il s'écria : « Moïse sur le Sinaï ! voici comment il devait parler ! » Une autre fois, il dit à Psichari : « Tirez..., tirez. — Le Soleil

sur l'Acropole ! Faites ça mon cher Jean ! »
Sa vue s'obscurcit probablement et il demanda
qu'on écartât le rideau pour une vision suprême
de l'Acropole[1].

Souvent, au contraire, il y a une sorte d'euphorie et une revivescence, parfois le calme résigné et une sérénité, basés sur de solides convictions. Bichat a bien décrit ces derniers moments : « L'idée de notre heure suprême n'est pénible que parce qu'elle termine notre vie animale, que parce qu'elle fait cesser toutes les fonctions qui nous mettent en rapport avec ce qui nous entoure. C'est la privation de ces fonctions qui sème l'épouvante et l'effroi sur les bords de notre tombe[2]. »

[1] Jean PSICHARI, *Sœur Anselmine*, pages 172-173, 1919.
[2] *La Mort et les dernières paroles de Sénèque*, par le sieur MASCARON, Lyon, chez Claude La Rivière, rue Mercière, à la Science, M.DC.LIV. — *Réflexions sur les Grands Hommes qui sont morts en plaisantant*, Amsterdam, M DCC.LVIII.

VII

LA SÉNILITÉ D'APRÈS L'EXPÉRIMENTATION ET LA CLINIQUE.
CRITIQUE DES THÉORIES
VUE D'ENSEMBLE.

MÉCANISME DE PRODUCTION DE L'ÉTAT SÉNILE D'APRÈS L'EXPÉRIMENTATION ET LA CLINIQUE

Après avoir présenté une esquisse montrant l'évolution de nos connaissances sur les phénomènes de la vie et les débuts de la vieillesse, on a exposé les théories du siècle précédent sur la diathèse sénile. C'est une perturbation cellulaire avec usure des tissus et obstacles à la mécanique fonctionnelle par la perte de l'élasticité et le dépôt de substances minérales. Ces constatations paraissent indiquer la nature morbide de la vieillesse.

Il nous reste à rechercher si les progrès de l'âge sont les seules causes de ces troubles. Les études récentes, celles du xxᵉ siècle, ont élargi la question.

Après cette revue, nous présenterons une théorie générale de la vieillesse, une ébauche de la Nature de l'Homme vers la fin de son existence.

L'idée de l'étendue de notre ignorance précise le degré du savoir, mais ne nous procure pas ce que nous aspirons à connaître. Nous sommes encombrés par un tas de renseignements inutilisables. Le moindre grain de ce mil producteur d'étincelles ferait bien mieux notre affaire.

Cette insuffisance de la science actuelle crée chez les jeunes gens le pessimisme, le découragement. Le vieillard qui a eu une existence laborieuse et scientifique désire toujours apprendre en dehors de sa spécialité.

Il sait que pour bien comprendre il faut se limiter, mais cela n'empêche point d'être familier à ces connaissances générales que tout homme de goût doit posséder.

Cette question de la vieillesse ne peut être étudiée qu'avec un ensemble de matériaux et d'observations. De tout temps, les philosophes et les moralistes ont écrit sur la vieillesse. On a eu des vieillards sous les yeux, les médecins les ont soignés. Mais les savants ou les curieux de la nature ne se sont occupés des séniles que de nos jours. Les recherches de laboratoire, à leur endroit, sont récentes et datent à peine d'un quart de siècle.

Certes, il y a eu de beaux et patients travaux en clinique et en anatomie pathologique. Mais on n'a pas recherché les causes exactes du phénomène. Les changements produits dans l'organisme peuvent-ils être prévenus, enrayés, retardés ? Cet état est-il le fait d'une maladie, de la diathèse sénile ? On se rend compte du mécanisme, mais on ne sait pas si c'est une évolution naturelle ou une Désharmonie.

Voilà le problème.

Notre corps est dans un état de changement, de mutation, de transformation continus. Selon la comparaison de Leibnitz, c'est un fleuve qui ne cesse de couler, mais dont les éléments ne sont jamais les mêmes. Dans les êtres vivants, la forme persiste, mais les matériaux changent.

Flourens, à ce propos, fait observer que ce qui peut être vrai pour un fleuve ne l'est pas pour un être vivant. « Ce qui constitue l'*être* du corps vivant et, par suite, son *identité*, sa *mêmeté*, est précisément ce qui ne change pas, c'est-à-dire sa *forme*, sa *force*, cette *force* dont la matière n'est que *dépositaire ;* ce qui change est précisément ce qui n'est pas lui, c'est-à-dire la matière ».

Il faut donc nous rendre compte de ce qui est permanent et de ce qui est instable dans notre organisme. Quelles sont les conditions qui maintiennent sa forme, son identité ? D'où tire-t-il sa force de vie, comment cette force s'affaiblit et disparaît ?

Ces problèmes de la nature ont été abordés par Metchnikoff, dans deux ouvrages de haute érudition biologique, avec une philosophie douce et tranquille. surtout optimiste, voyant les défauts ou les vices de notre organisation, insistant sur les désharmonies avec le flegme inlassable d'un Slave, oubliant toutefois, malgré des convictions transformistes sincères, les résultats de la sociologie contemporaine.

Après la mort d'Elie Metchnikoff en 1916, on a publié, l'année suivante, la cinquième édition de ses *Etudes sur la nature humaine*, dont nous avons présenté un résumé, montrant les désharmonies signalées par ce savant biologiste.

Il convient maintenant de renseigner sur la démonstration et les preuves qu'il a apportées.

Metchnikoff dit que le phénomène de l'atrophie sénile est une dégénérescence qui se présente chez tous les êtres vivants, même chez les végétaux, bien qu'il existe des arbres qui vivent des siècles et peut-être des milliers d'années.

Maupas (d'Alger) a remarquablement étudié ce qui se passe chez les infusoires et le rajeunissement karyogamique chez les ciliés (1889). Il a constaté un épuisement périodique qui précède l'accouplement. Chez les infusoires, des centaines de générations se produisent avant l'apparition de cette dégénérescence sénile antérieure à la conjugaison. Celle-ci est un rajeunissement suivi de la disparition de l'épuisement.

En général, la vieillesse caractérisée se présente à une période de la vie où les forces disparaissent peu à peu et définitivement. Cependant, il y a des insectes et des vertébrés inférieurs qui ne présentent pas de signes de cet état.

Au contraire, chez les oiseaux et les mammifères les signes révélateurs de la vieillesse sont manifestes. Les oiseaux vivent plus longtemps que les mammifères. Ainsi, les canards, les cygnes, les corbeaux et surtout le perroquet. Elie Metchnikoff en a vu un de quatre-vingt-deux ans présentant tous les signes de la sénilité.

En 1899, notre auteur écrit dans l'*Année biologique*, de Yves Delage : « Dans l'atrophie des vieillards, on remarque toujours le même tableau : atrophie des éléments nobles et spécifiques des tissus et leur remplacement par le tissu conjonctif hypertrophié. » C'est ce qui se passe dans le cerveau, le foie, les reins et les ovaires. Ce travail est fait par des cellules mobiles, indépendantes, dévorant toutes sortes de corps ; ce sont des phagocytes ou cellules voraces.

Il y a deux sortes de phagocytes, petits et grands, microphages et macrophages. Les premiers proviennent de la moelle des os, passent dans le sang et forment une partie des leucocytes ou globules blancs de ce liquide. Ce sont eux qui nous débarrassent des microbes, tandis que les macrophages font la même besogne après des lésions mécaniques, blessures, hémorragies.

Marinesco, en 1900 et en 1904, s'est élevé contre l'opinion de Metchnikoff en ce qui concerne l'action des phagocytes sur les cellules nerveuses cérébrales.

Le sous-directeur de l'Institut Pasteur a gardé ses convictions et trouve leur confirmation dans le blanchiment des cheveux. A l'intérieur des cheveux colorés, il y a des grains de pigment dans le tube capillaire. Vers un certain âge, on peut voir dans ces tubes une variété de macrophages : on les a appelés chromophages. Ils quittent le cheveu en emportant des pigments qu'ils laissent dans la peau ou en dehors de l'organisme.

Si cette théorie est exacte, on expliquerait facilement les cas de canitie précoce, parfois même très rapide.

Il y aurait dans la vieillesse, d'après Metchnikoff, une grande activité des macrophages. La sénilité serait donc une sorte d'état morbide, une maladie chronique. Pour la combattre, il faudrait donner plus de force aux éléments cellulaires les plus nobles de l'organisme, et en même temps affaiblir l'activité agressive des phagocytes. On ne doit pas croire que ces termes du problème et les désirs exprimés soient des fantaisies ou des illusions de rêveur scientifique. Nous savons qu'il est possible d'agir sur les éléments cellulaires. Il

n'est donc pas chimérique de chercher à toni-
fier, à donner de la résistance aux cellules nerveuses et autres, telles que les fibres musculaires du cœur.

Il est bien établi que la vieillesse n'est pas un
phénomène physiologique, mais une affection
chronique : nous mourons plus ou moins lentement, et avec une certaine violence. On reconnaît d'ailleurs le caractère de véritable
maladie à l'artério-sclérose des vieillards. Sénèque avait dit : « La vieillesse est une maladie
dont on ne guérit point. »

Nous savons, d'autre part, que la sclérose du
cerveau, du foie, des reins, est souvent la suite
d'intoxications par l'alcool, le mercure, le
plomb. ou même de l'action des virus, du palu-
disme, fréquemment de la syphilis. « Le cinquième de tous les cas d'artério-sclérose est le
résultat de la vérole. Dans un nombre de cas
encore plus considérable (25 pour 100), la cause
est l'alcoolisme chronique. » D'où cette conséquence, la grande majorité des faits est
d'origine microbienne ou résulte de l'action
de levures.

Metchnikoff signale une autre cause perma-
nente d'intoxication par les produits microbiens
qui se trouvent dans le gros intestin où séjour-

nent les déchets de l'alimentation. Il y a ainsi un empoisonnement de l'organisme par le fait des microbes intestinaux qui sont sans action sur les phagocytes, mais diminuent la résistance des éléments nobles. Telle est, dit l'auteur, une autre Désharmonie de la Nature contre laquelle il est difficile de lutter.

M. Besredka *(Bull. de l'Institut Pasteur,* n°.7, 1919) a consacré une revue à *l'Œuvre de Metchnikoff sur la Sénescence.*

En 1883, Metchnikoff publia les *Recherches sur la digestion intracellulaire* : il montra le rôle des phagocytes dans la métamorphose, dans les atrophies partielles, dans les atrophies pathologiques, au cours des épanchements (hémorragies cérébrales et utérines). Les macrophages interviennent dans les cas de résorption expérimentale des cellules.

Pour *M...,* il y a lutte entre les macrophages et les cellules plus faibles, ainsi les leucocytes polynucléaires. Les phagocytes dévorent les cellules des tissus. D'où des atrophies.

Il en est de même dans l'atrophie sénile. On sait que celle-ci a comme caractère spécifique : la sclérose des artères. L'endopériartérite qui survient provoque le rétrécissement de l'ouverture vasculaire, et, par défaut d'irrigation, un ralentissement fonctionnel suivi de dégénérescence atrophique, mais d'autres causes peuvent produire l'atrophie sénile.

Metchnikoff dit : les lésions séniles se distinguent dans tous les organes par une atrophie des éléments spécifiques des tissus et leur remplacement par du tissu conjonctif hypertrophié. C'est ce qui se passe dans la sénescence du côté des reins, du foie, des os, des muscles, du cerveau. On le constate nettement dans le blanchiment des cheveux, dont le mécanisme a été démontré par *M...*.

Les cellules subissent aussi, et plus ou moins rapidement, l'influence des intoxications. Dans tous les cas, les macrophages attaquent et étouffent les cellules nobles, se mettent à leur place et se transforment en tissu conjonctif. La défaite, puis l'annihilation des cellules nobles atteint ainsi le cerveau, le rein, le foie, l'os, d'où résultent l'affaiblissement de l'intelligence, la lenteur de la digestion, l'insuffisance des émonctoires, la fragilité des os, c'est-à-dire le tableau symptomatique de la vieillesse. Dans la dégénérescence sénile, les cellules propres aux organes disparaissent et sont remplacées par du tissu conjonctif.

Il faut rechercher la cause première de ces

altérations scléreuses. Or, il y a une ressemblance complète entre le rein sénile et le rein de néphrite interstitielle. Les cellules hépatiques chez le vieillard sont semblables aux altérations atrophiques du foie chez les alcooliques et les saturnins. On pourrait faire comparaison semblable pour le cerveau, les os séniles et le cerveau d'un paralytique général, les lésions osseuses chez les tuberculeux et les lépreux.

M... s'est demandé si la vieillesse n'était pas une maladie à évolution chronique. Il n'y a pas de sclérose physiologique des artères ou des organes : toutes ont une origine toxique, et celle-ci est d'origine intestinale.

Or, l'intestin contient des milliards de microbes : ceux-ci ne participent pas à la digestion. Mais ils peuvent pénétrer à travers l'intestin intact, il y a même résorption des produits microbiens. On a surtout étudié la flore de l'intestin, et l'influence de la sécrétion des microbes habituels sur l'organisme. On soupçonnait que ceux-ci produisaient les dérivés du phénol, crésol, indol, scatol, trouvés normalement dans les selles. L'expérience a montré que ces substances sont élaborées dans le gros intestin, passent à travers la paroi

intestinale, de là dans le sang, et sont élimi-
nées par les reins.

L'expérience a montré l'action sclérosante
des substances aromatiques : les microbes de
notre flore intestinale créent dans le foie, le
rein, les artères, des lésions chroniques semblables à celles que l'on trouve dans la dégénérescence sénile. Pour *M...*, l'artério-sclérose,
dite physiologique, provient de l'intoxication
lente et discontinue par les substances aromatiques, surtout le phénol et l'indol. L'observation sur la longévité des animaux permet d'arriver à cette constatation : plus le gros intestin
est long, plus la vie est courte.

M. Besredka arrive à cette ultime conclusion :
« Notre organisme porte en lui-même la cause
de sa propre destruction, tout comme « la
« grappe de raisin », dit *M...*, porte à sa surface les germes de la fermentation alcoolique
qui détruit le sucre contenu dans le fruit. »

Il n'en est pas de même pour s'opposer aux
infections venues du dehors. On a la certitude
que, si des mesures sérieuses étaient prises par
les pouvoirs publics, il serait facile de faire
disparaître les accidents si nombreux et si
graves résultant de la syphilis et de l'alcoolisme,

ces créateurs de tuberculose. Nous dirons encore une fois, et, inlassable, nous répéterons à l'occasion : il est honteux pour une démocratie de ne rien faire contre cet hydre tricéphale : la syphilis, l'alcoolisme, la tuberculose. Ce monstre empêche les enfants de naître, empoisonne la jeunesse, hâte la vieillesse, précipite la mort. Nous avons vaincu les Boches, mais nous ne sommes pas certains d'avoir raison des marchands d'alcool[1].

Il est plus facile de lutter contre l'auto-intoxication d'origine intestinale par une ali-

---

[1] Au moment de la correction de ces épreuves, paraissait le numéro 48 du *Bulletin de l'Académie de Médecine* relatant l'élection à l'unanimité de M. le Dr Georges Clémenceau, en qualité de membre associé libre. Le Président, M. Hayem, en annonçant ce résultat, ajoute :

« La guerre qui vient de se terminer nous place incontestablement au premier rang des nations civilisées. Et, cependant, un simple regard jeté sur notre état social, au point de vue médical, suffit à montrer combien notre civilisation est encore imparfaite.

« Une nation est-elle vraiment civilisée quand elle n'a pas encore vaincu l'alcoolisme ? *(Très bien !)*

« Est-elle civilisée quand elle laisse périr de tuberculose un nombre considérable de ses enfants *(très bien !)*; quand elle ne peut empêcher la syphilis de les abâtardir *(très bien !)*; quand elle ne sut prendre aucune mesure efficace contre la dépopulation qui menace son existence à bref délai ? *(Très bien !)* L'Académie de Médecine a eu le mérite de se préoccuper de ces problèmes vitaux et d'indiquer des remèdes à ces fléaux. »

mentation appropriée par des antiseptiques. On pourrait peut-être un jour songer à l'emploi de sérums antitoxiques qui neutraliseraient les poisons circulant/dans les humeurs et agents de l'intoxication. Ces sérums antitoxiques sont d'une préparation très délicate et ils représentent un bel avenir thérapeutique.

Dans une autre direction, on peut, par l'action de certains sérums, exalter la multiplication de quelques éléments nobles de l'organisme. On a réussi pour les globules rouges du sang. A Lyon, en 1903, André, fils du si distingué architecte André, a préparé avec J. Courmont un sérum à l'aide d'injections de sang humain aux animaux, puis l'a essayé sur des personnes atteintes d'anémie ; le résultat a été l'augmentation des globules rouges et la guérison, après de petites doses d'injection de sérum.

J'insiste sur ces résultats pour montrer la possibilité de renforcer les éléments cellulaires nobles de notre organisme. Ce qui a été fait pour les globules rouges pourrait l'être pour les cellules du cerveau, du foie, des reins, du testicule, de l'ovaire.

Il n'y a aucune difficulté à se procurer du sang humain, mais c'est presque impossible d'obtenir des organes frais pour s'en servir utilement. La loi, on le sait, s'oppose aux autopsies avant vingt-quatre heures écoulées depuis la déclaration du décès : après ce délai les prises de tissus sont inutilisables. D'année en année, les cadavres deviennent plus rares pour les études anatomiques. Des Sociétés ont été créées afin de reconnaître les sujets et empêcher l'autopsie. Ainsi, il n'est pas possible de toucher à un cadavre de juif. Nous avons cependant des médecins israélites instruits. Comment veut-on que la science se perfectionne, porte des fruits, c'est-à-dire des résultats utiles à tous, si les membres de cette collectivité ne font pas des sacrifices personnels pour aider à connaître les causes des maladies, préparer les remèdes et améliorer la santé de tous en empêchant les maladies de se développer.

J'ouvre une parenthèse. Voici la confidence d'un de mes meilleurs amis : il a prescrit, dans son testament, l'obligation de faire procéder à son autopsie. Ce médecin a la conviction de donner un exemple utile, de rendre peut-être service à ses enfants, à d'autres personnes, par l'examen minutieux qui sera fait ; enfin, de s'acquitter ainsi d'une dette envers la Société

qui l'a mis à même dans sa pratique médicale
d'arriver à des résultats utiles pour la démonstration de la vérité. Mon ami répète avec notre
bon Lafontaine :

> Hé quoi ! défendez-vous au sage
> De se donner des soins pour le plaisir d'autrui ?
> Cela même est un fruit que je goûte aujourd'hui :
> J'en puis jouir demain et quelques jours encore.

Et le fabuliste conclut : le vieillard eut
raison. Mon ami ajoute : de bons bourgeois
peuvent être autopsiés comme l'ont été la plupart des Rois de France, et le sont, de nos jours,
les malheureux, victimes de ces maladies
sociales auxquelles ils succombent dans les
hôpitaux. On devrait, dit-il, exiger de tous les
candidats aux Services des Hôpitaux, qu'ils
prissent, en s'inscrivant pour le concours,
l'engagement d'être autopsiés. Les malades et
bientôt le public trouveraient naturel qu'il
soit procédé à cette constatation dans un but
scientifique [1]. Il faut donc que MM. les médecins
commencent.

Revenons à Metchnikoff qui résume ainsi

[1] Bentham (1747-1842), publiciste et jurisconsulte anglais,
avait reçu de la Convention le titre de citoyen français. Il
légua, par testament, son corps à l'amphithéâtre d'anatomie,
afin qu'il fût disséqué pour l'instruction des élèves.

son programme de longévité : « Renforcer la résistance des cellules nobles et transformer la flore intestinale sauvage de l'homme en une flore cultivée, tels sont les moyens applicables pour rendre la vieillesse plus physiologique qu'elle ne l'est actuellement et probablement pour prolonger la durée de la vie humaine. »

Il est, en effet, possible d'indiquer les origines diverses des scléroses, comme l'ont établi des travaux récents de clinique et de laboratoire. Leur énumération permettra de juger le puissant développement de ce problème médical.

Les idées de Metchnikoff ont trouvé des contradicteurs.

Marinesco *(Etudes histologiques sur le mécanisme de la sénilité*, 1904), Léri *(le Cerveau sénile*, 1906) combattent la théorie des neuronophages. La même année, Sand, dans une monographie présentée à l'Académie de Bruxelles, Laignel-Lavestine et Voisin soutiennent que les neuronophages n'agissent pas comme les phagocytes.

Cependant, à l'Institut Pasteur, des élèves du maître, M. Manouelian, M. Weinberg s'occupent de la question. Leurs travaux sur les fibres musculaires avec des myophages, les cellules à noyaux multiples des os ou ostéoclastes, avec dissolution de la chaux, renforcent les opinions de Metchnikoff.

A propos des sels calcaires, il faut citer une phrase (des *Essais optimistes*, p. 41) qui nous paraît contenir une grande part de vérité :

« Les sels calcaires, qui dans la vieillesse abandonnent le squelette, le rendent plus friable et plus faible, et qui vont se loger dans les vaisseaux pour leur enlever leur élasticité et les rendre impropres à la nutrition de nos organes, présentent une des manifestations des plus désharmoniques de la nature des vieillards. Il s'agit là d'une perturbation extraordinaire dans le fonctionnement des cellules qui entrent dans la composition de notre corps. »

Il peut donc y avoir sous le nom d'athérome et d'artério-sclérose des affections artérielles dont l'origine et la nature sont différentes. Ainsi, en 1903, Josué a montré qu'en injectant à des lapins le poison des capsules surrénales, l'*adrénaline*, on déterminait des athéromes artériels. En 1905, Boveri a produit des résultats semblables par l'injection de la *nicotine*. Il en a été de même, à l'Institut Pasteur, par l'introduction, dans la cavité buccale de

cochons d'Inde et de singes, de petites doses
de paracrésol et d'indol, produits provenant
de bactéries qui se trouvent dans le tube
digestif : « Ils amènent, au bout de quelques
mois, des modifications de la paroi de l'aorte,
semblables à celles que l'on observe dans la
vieillesse ».

L'importance donnée aux glandes surrénales
a incité d'autres points de vue et le Dr Lorand[1],
à la Société des Sciences médicales de Bruxelles,
en 1905, a présenté cette opinion que « la
sénilité est un processus morbide consécutif à
la dégénérescence, tant de la glande thyroïde
que des autres glandes vasculaires sanguines
chargées d'assurer les phénomènes de la nutrition ». Il est bien certain que les crétins, les
goitreux, les myxœdémateux, alors qu'ils sont
peu âgés, ressemblent à des vieillards. On sait
que ces glandes vasculaires sanguines sont
utiles par la destruction de certains poisons
introduits dans l'organisme. Aussi, quand la
vieillesse s'installe, ces glandes dégénèrent et
ne remplissent plus leur rôle protecteur : ce
n'est cependant pas une raison pour leur attri-

---

[1] Voir son livre : *la Vieillesse, moyens de la prévenir et
de la combattre*, édition française par le Dr Bony, Paris,
1911.

buer une action prépondérante et exclusive d'autres causes. D'ailleurs, quand les vieillards succombent à des maladies infectieuses, comme pneumonie, érysipèle et autres, on trouve à l'autopsie que ces glandes, et spécialement la thyroïde, sont atteintes par l'infection cause de la mort. L'opinion de Lorand est donc exagérée et ne peut être admise.

Une autre constatation plus importante est celle de Weinberg, sur les testicules de vieillards âgés de plus de quatre-vingt-dix ans, des centenaires, et sur des animaux très âgés. Les testicules résistent à l'atteinte des macrophages. On a constaté que ces organes étaient intacts, avec des spermies, sur les cadavres de vieillards âgés et même très âgés. Il est donc possible de trouver dans ces faits l'explication des amours interminables de ces passionnés octogénaires, tels que Michel-Ange, Pierre Corneille, Gœthe, Ibsen, Victor Hugo — (les Tristesses d'Olympio ont été remplacées par de vaines Agitations) —, dont la verte vieillesse n'avait pas fait disparaître le talent d'écrivain[1].

[1] Il est intéressant de noter qu'au xviie siècle le *Barbon*, c'est-à-dire le vieillard amoureux, est un homme de quarante ans. Il en est à peu près de même au xviiie siècle

Il peut donc y avoir, chez les vieillards, persistance d'organes ou de parties d'organes productrices de phagocytes et formant des macrophages. En 1912 *(Annales de l'Institut Pasteur)*, Salimbeni et Géry ont examiné soigneusement les tissus d'une femme de quatre-vingt-treize ans, dans lesquels ils ont trouvé de petites cellules provenant des ganglions lymphatiques et de la rate.

(Restif de la Bretonne : *Sara ou l'amour à quarante-cinq ans*). Les contemporains de Balzac discutaient comme paradoxale l'apologie de la femme de trente ans. Aujourd'hui, dans le roman et au théâtre, on donne les mêmes attributs à la femme de quarante et même de cinquante ans. Plus près de nous, le théâtre a indiqué l'inclination marquée des jeunes filles pour des hommes âgés.

Le vieil Homme, de Porto-Riche, est l'histoire d'une femme qui préfère à son jeune amant le père de celui-ci. Le jeune homme se tue. Dans *l'Assaut*, Bernstein met en scène un homme de plus de cinquante ans qui destine une jeune fille de vingt ans à un de ses fils : la jeune fille déclare au père qu'elle préfère se marier avec lui et refuse le fils. Le père accepte. — *La Souris*, de Pailleron, raconte l'amour d'une très jeune fille pour un homme plus que mûr : elle le préfère à tous les jeunes gens qui l'entourent. Le théâtre d'avant-guerre a eu de la tendance à montrer des jeunes filles préférant, à de très jeunes hommes, des intellectuels, d'un âge plus avancé. C'est, en effet, fréquent. Toutefois, on dirait que les soldats actuels, avec leurs uniformes ornés de croix, de palmes, brisques et fourragères, provoquent un très grand changement, et on peut constater que des femmes plus que mûres épousent des éphèbes héroïques.

Il faut ajouter, pour terminer, les cas de sénilité précoce déterminée par une infection grave, tel le fœtus syphilitique. Voici le tableau, un peu exagéré, semble-t-il, que traçaient de ce nouveau-né les anciens syphiligraphes :

Aspect d'un petit vieux, figure flétrie, ratatinée, facies d'un petit singe, d'une araignée, etc. Saillie des bosses frontales (front olympien). Peau flasque, pendante, ridée, trop large pour couvrir des membres grêles. Cheveux, sourcils, cils rares. Voix faible, éteinte. Diminution de poids.

CRITIQUE DES THÉORIES. — VUE D'ENSEMBLE

Nous avons épuisé le côté expérimental et clinique.

Il a fallu citer de nombreux faits, la question ayant été étudiée à différents points de vue ; je dois aussi l'avouer, poussé par le désir de montrer comment sont étudiés, de nos jours les problèmes de biologie.

Toutes ces recherches prouvent l'intérêt attaché à cette question de la sénilité. Cependant, étudiée par les biologistes, la vieillesse l'a été incomplètement, parce que ces savants naturalistes ont négligé · le côté social et moral dont il est indispensable de montrer l'influence.

Mon ami, le Dr Cancalon, a fait, en 1904, une critique bienveillante et fort judicieuse du livre de Metchnikoff; il approuve l'importance spéciale donnée aux agressions des phagocytes sur les cellules nerveuses. Sans doute, celles-ci sont par excellence des cellules nobles. Le cerveau subit d'autres attaques; sans parler des toxiques, il est sujet, dans une société comme la nôtre, à des perturbations fréquentes, à un équilibre souvent compromis par des fonctionnements parfois incohérents qui déterminent la neurasthénie. Ces troubles proviennent du milieu social instable et portent atteinte à la vie végétative.

Le cerveau, ce très haut fonctionnaire, a donc aussi une part de responsabilité dans la production de cette nutrition diminuée ou défectueuse, d'où la sénilité précoce dans un organisme moins résistant. On peut avancer que cette guerre de mille cinq cent soixante et un jours contribuera à abréger l'existence des survivants actuels ?

Le Dr Cancalon rend hommage au talent de Metchnikoff, qui a précisé, par ses travaux sur la phagocytose, les idées que nous devons avoir sur l'inflammation, la suppuration, la fièvre et l'immunité. Mais il discute ses théories sur la possibilité de prolonger la vieillesse, la conception de la mort naturelle et l'idée particulière que notre instinct de la vie disparaîtra et sera remplacé par un instinct nouveau qui serait l'instinct de la mort. A ce sujet, Metchnikoff cite cette réflexion d'une centenaire : on sentirait le besoin de la mort, au même titre que l'on sent le besoin de dormir. Sur ce point, notre savant biologiste n'apporte pas de preuves, trouve des analogies dans l'histoire et cite les faits discutables des patriarches bibliques qui seraient morts *rassasiés de jours.*

Cancalon accepte les désharmonies de notre nature, mais leur donne une autre cause : les effets du transformisme et surtout l'action de l'évolution sociale. « Si, dit-il, notre structure anatomique elle-même, qui semblait immuable et formait l'invariable base statique de notre économie, présente de très nombreux indices de variations, c'est que beaucoup d'organes qui furent utiles à nos ancêtres herbivores ou carnassiers ont cessé de l'être. » Et plus loin : « Les forces du transformisme continuent à agir ; mais elles n'agissent plus seules, et l'action de l'évolution sociale est venue se superposer à ces forces primitives et parfois les neutraliser. »

L'idéal de Metchnikoff est celui-ci : l'existence humaine doit accomplir le cycle complet et physiologique de la vie, avec une vieillesse normale qui aboutirait à la perte de l'instinct de la vie et à l'apparition de l'instinct de la mort.

Voilà ce qu'il appelle l'optimisme, c'est-à-dire la condition d'une vie heureuse, l'orthobiose. L'homme serait débarrassé de la peur de la mort, de ce terrible sentiment qui a tourmenté de tout temps l'humanité.

Sur ce point, Metchnikoff est mal renseigné : l'article CRÉMATION du *Dictionnaire* de Dechambre montre ce qu'a été dans l'antiquité le culte des morts. Les peuples primitifs n'ont pas craint la mort : ils ne l'ont ni redoutée, ni soupçonnée.

Le Dr Cancalon critique spécialement les idées philosophiques qui, sous le nom de « Science et morale », terminent les *Essais optimistes*.

L'erreur capitale est de croire qu'on peut directement fonder la morale sur la biologie. Mais entre l'homme primitif et l'homme actuel, il y a tout l'immense développement sociologique et une morale qui repose sur l'existence des collectivités humaines, d'où cette loi universelle : les morts gouvernent les vivants en dirigeant leurs pensées et leurs affections. L'âme des Nations vit dans le souvenir des morts : ce sont les *suspiria de profundis*.

De nos ancêtres nous ne gardons pas seulement l'inutile complication du tube digestif, mais aussi l'égoïsme brutal qui fit leur force. La sociabilité a développé à la longue la vénération et la bonté, mais l'instinct destructeur, l'orgueil ne sont pas éteints. La marche du progrès humain est celle du problème de l'existence de chacun : « Il faut subordonner de plus en plus d'énergiques impulsions individuelles à de faibles impulsions sociales. » La sociologie a pour base la biologie, mais ne se confond pas avec elle.

Metchnikoff, comme beaucoup de savants, invoque l'autorité de la science. Mais leur erreur est de ne pas faire de distinction entre la *Science* et leur *science particulière*. Il y a des spécialistes distingués, grands savants dans leurs études personnelles, mais grands ignorants pour le reste des connaissances humaines. La Science proprement dite, c'est la synthèse

des sciences ou connaissances humaines positives, et, depuis Auguste Comte, c'est la philosophie même.

Pour en revenir à notre sujet, estimant toutefois n'avoir rien dit d'inutile, nous rappelons
que l'homme primitif n'a pas connu la vieillesse. L'humanité a commencé par l'anthro-
pophagie et le vieillard était mangé. Cette coutume cessa lorsqu'on sut amasser des provisions et permettre de vivre aux faibles et aux
infirmes. Au point de vue sociologique et
moral, on peut conclure que la vieillesse de
l'homme est une création sociale.

Il nous reste à exposer une théorie de la
vieillesse. Elle est importante, puisqu'elle
constitue les assises sur lesquelles on pourra
s'appuyer pour prescrire l'hygiène et le régime
des vieillards. Nous tiendrons compte des
règles indiquées par les médecins qui se sont
occupés de macrobiotique, sans partager tous
leurs avis. Mais, comme dit Montaigne : « qui
vit jamais *médecin* se servir de la recepte de
son compagnon sans y retrancher ou adjouter
quelque chose ».

DES THÉORIES SCIENTIFIQUES RÉCENTES
INTERVENANT DANS L'EXPLICATION DU MÉCANISME DE LA SÉNILITÉ

Dans les dernières années on a publié quelques travaux biologiques qui, sans résoudre définitivement le problème de la sénilité, l'éclairent toutefois. Ces recherches scientifiques constituant autant de données nouvelles qui jettent quelques lueurs sur les phénomènes de la vie trouvent ici une place.

Pour assurer l'équilibre nutritif de l'adulte, il ne suffit pas de fournir à l'organisme de l'eau, des sels, des albumines, des hydrates de carbone et des graisses.

A ces matériaux, il faut ajouter constamment des substances d'un autre ordre, les *vitamines* [1], dont la suppression ou l'insuffisance

---

[1] Le savant américain Funk les a ainsi dénommées. Il a aussi montré que les animaux et l'homme sont sujets à des maladies par insuffisance. Les professeurs Weill et Mouriquand les ont étudiées expérimentalement, en 1916, sous le nom de *maladies par carence*.

Les expériences faites ont permis d'expliquer les *maladies par avitaminose* : le beri-beri, la xerophtalmie, le scorbut, la pellagre.

Citons les travaux d'Eykman (1897), de Fraser et Stanton (1909), de Bréaudat (1911).

dans un régime entraîne des troubles nutritifs profonds.

La composition chimique de ces corps est inconnue actuellement[1], mais le rôle qu'ils jouent dans la synthèse des matériaux organiques est absolument démontré. La notion des *vitamines* est à la base de tout régime et nous aurons à l'utiliser dans l'indication de la ration alimentaire des vieillards.

En dernière analyse, le problème du mécanisme de la sénilité nous mène à l'étude de la *sénescence de la cellule.*

Dans cet ensemble protéique que constitue la cellule, il faudrait envisager le *noyau*, les *mitochondries*, le *cytoplasma.*

Les histologistes ont décrit dans de multiples travaux les phénomènes de la *sénescence du noyau :* son constituant essentiel, la chromatine, nucléo-albumine caractéristique de cet organite cellulaire, semble généralement diffuser dans le suc nucléaire (pycnose) ou

---

[1] On a pu penser (Portier, *les Symbiotes*, 1918) que les vitamines représentaient des organismes symbiotes : nous n'avons pas à insister sur ce point particulier d'une conception très discutée et vivement combattue. Consulter le livre d'Auguste LUMIÈRE, *le Mythe des Symbiotes*, Masson, Paris, 1919.

sortir hors du noyau qui ainsi paraît se dissoudre (caryolyse).

Guilliermond nous a donné la note suivante sur la sénilité et la mort des mitochondries :

« Il est possible d'observer la dégénérescence des mitochondries dans les cellules épidermiques des fleurs en voie de flétrissement. Les mitochondries, qui affectent le plus souvent la forme de filaments allongés, se réduisent en une série de grains qui se gonflent et se transforment en vésicules constituées par une paroi dense dans l'intérieur de laquelle se trouve un liquide aqueux. Plus tard, la paroi se réduit en fines granulations réfringentes, et les mitochondries se désorganisent complètement.

« Dans quelques cas (fleurs d'iris) on observe, à la dégénérescence, une production de grains au sein des filaments mitochondriens : ceux-ci se remplissent de globules graisseux, puis se désorganisent et laissent à leur place de petits globules graisseux qui se fusionnent les uns aux autres et constituent d'énormes masses graisseuses ».

Aux phénomènes de la *sénescence du protoplasma* se rattache la très intéressante

théorie de Marinesco[1] (de Bucarest) qui, en
opposition avec les idées de Metchnikoff,
a exposé le mécanisme chimico-colloïdal de
la sénilité et le problème de la mort naturelle. Mais, avant de donner les conclusions
du professeur roumain, il convient de dire
quelques mots d'une acquisition de la physique
moderne, le chapitre, ouvert par le physicien
anglais, Thomas Graham, en 1850, des substances colloïdes.

L'état colloïde appartient à ce que les physi-
ciens appellent les systèmes hétérogènes. Dans
un colloïde, la matière se trouve simultanément à deux états différents. Ce sont essentiellement des suspensions de particules infiniment
petites. Par exemple, la *fumée* est un colloïde constitué par le système hétérogène d'une
suspension stable de particules liquides très
petites suspendues dans un milieu gazeux. —
Le produit médicamenteux appelé *protargol*
est un colloïde constitué par des particules
solides d'argent métallique suspendues dans
un milieu liquide. Le colloïde type, la *gélatine*, est constitué par une suspension de particules liquides très épaisses, très visqueuses, de

[1] Mécanisme chimico-colloïdal de la sénilité et le problème de la mort naturelle *(Rev. scient.,* 3o mai 1914).

gélatine proprement dite dans un milieu aqueux. C'est donc une émulsion. Ces particules visqueuses peuvent absorber de l'eau ou en restituer ; il en résulte un changement d'aspect physique de la substance, qui change de viscosité. Les colloïdes de cette catégorie sont dits *colloïdes hydrophiles* ou *gels*.

Tous les tissus de notre organisme, fibres mortes ou cellules vivantes, sont des émulsions colloïdales de ce type et suivent les lois qui les régissent. Les colloïdes ont en effet des propriétés spéciales à eux propres et distinctes des propriétés des liquides et des solides. A l'aide de dispositifs spéciaux, appelés ultramicroscopes, on peut déceler les particules qui entrent dans leur composition. Les colloïdes se comportent d'une façon spéciale vis-à-vis des lois de l'osmose et de la filtration. Ils sont différents des solutions proprement dites.

L'état colloïde a un caractère évolutif ; il est donc nécessaire qu'il soit bien connu des biologistes.

A la théorie de Metchnikoff sur le travail des phagocytes, Marinesco oppose une autre explication : « La raison de la sénilité doit être cherchée dans un défaut de synthèse chimique entraînant une désorganisation de l'édifice cellulaire. » Il y a modifications anatomiques, histologiques et changements dans l'état colloïdal des cellules des différents tissus; il se produit, d'après le même auteur, une déshydratation des granulations colloïdales comme caractéristique de la vieillesse. Mais elle s'observe de même pendant l'évolution des organismes vivants.

Pour Marinesco, le protoplasma de toutes les cellules de l'organisme renferme des granulations ; dans celles-ci, il se forme un *pigment*. Ce pigment, dans les cellules nerveuses, est le résultat de la déshydratation des granulations colloïdales.

Marinesco conclut que, dans la structure et l'évolution des cellules nerveuses, on a la preuve que la sénilité constitue un phénomène inhérent à l'évolution de la matière vivante : « La vieillesse comme la mort sont fatalement inscrites dans la courbe vitale des colloïdes et implicitement dans l'évolution des cellules... Il y a une loi universelle qui gouverne la vie des colloïdes » Dans le cycle de la vie de l'organisme végétal ou animal, il y a des phases nombreuses et successives : la naissance, la croissance, la vieillesse et la mort.

« L'évolution se poursuit donc là où la vie

n'est plus. Au reste, tous les colloïdes évoluent, et, parmi eux, il en est d'origine purement minérale. Le soufre mou ne constitue pas une forme de la matière stable à la température ordinaire; il évolue. Les substances radio-actives (métaux radio-actifs et émanation) évoluent. Elles ont une vie moyenne propre qui se compte par siècles ou par minutes, suivant les espèces, comme la vie des végétaux et des animaux. »

Après cet exposé, trop long sans doute et certainement peu attrayant, mais indispensable toutefois parce qu'il est rempli de faits et d'idées portant le cachet de la biologie moderne, nous allons, sur cet ensemble, essayer une théorie de la vieillesse.

Certes, nous n'avons pas la prétention d'édifier une théorie parfaite et définitive. Ce sera plutôt un résumé des travaux modernes sur ce sujet, montrant que chacun d'eux a une part de vérité.

Tout homme vieillit d'une certaine façon, tel ou tel phénomène prédomine. Mais, chez tous, il y a une même ressemblance : la déchéance de l'organisme, l'irréparable, l'impossibilité pour le corps de continuer à vivre.

Les biologistes reconnaissent une diminution de la nutrition et une dénutrition plus marquée : les organes en souffrent et leur fonctionnement est troublé.

Les cellules nobles ont-elles été dévorées par les phagocytes avec l'action intoxicante des bactéries du gros intestin ? C'est possible, mais non démontré.

Il y a d'autres phénomènes ajoutés à la sclérose qui survient et s'accompagne de la perte de l'élasticité et surtout de l'élasticité de la peau et des vaisseaux. D'où troubles circulatoires et par conséquent fonctions des organes compromises.

La destruction de la matière organisée est faite, a-t-on dit, par des microorganismes provenant du tube digestif et de l'atmosphère. La vie préside au travail de la mort dans toutes ses phases, a écrit Pasteur.

La sénilité est donc aussi une crise de l'élasticité et une maladie du tissu colloïde. Ce n'est pas tout : il y a perte progressive des substances minérales circulantes, liées au protoplasma et aux humeurs. Les matières minérales se précipitent, ce qui équivaut à leur mise hors le courant vital. En résumé et pour conclure, la vieillesse est un trouble colloïdal, la maladie des colloïdes de l'organisme, du protoplasma et des substances interstitielles.

On a avancé que la sénilité pouvait être attribuée à des modifications spéciales dans les glandes vasculaires sanguines. Ce n'est pas probable : ces glandes sont modifiées par la sénilité comme les autres tissus, mais elles ne la déterminent pas. Le testicule résiste mieux ; il a, peut-être par sa sécrétion, une action modératrice.

Nous dirons en terminant : la vieillesse est un état maladif *totius substantiæ*. Quand l'organisme se développe, il se maintient par le concours, la collaboration, la solidarité des organes pour le bien-être général. Au contraire, dès le début de la vieillesse, apparaissent l'indépendance, l'atrophie, l'isolement même des fonctions. Il n'y a plus synergie, mais dissolution, désagrégation. Dès lors, faiblesse, refroidissement, extinction de la vie, après faillite de tous les systèmes.

Ces dernières constatations doivent nous guider pour établir les règles du régime et de l'exercice.

Il me paraît aussi qu'elles ne sont pas empreintes d'un pessimisme désespérant : les lois cosmiques et vitales sont inexorables, mais ne deviennent implacables que si l'on veut en éluder les effets. Ceux-ci peuvent être amoindris ou retardés par une hygiène vraiment efficace et dont on appliquera les règles, grâce à une méthode prolongée et systématique. Mais rien ne peut empêcher le vieillissement et la disparition de ce qui existe.

Dans un livre de haut intérêt scientifique, rempli d'une philosophie entraînante, le professeur Berget étudie *la Vie et la Mort du Globe*. Notre petite terre, se demande-t-il, « vit-elle », a-t-elle une existence comme toutes choses placées à sa surface ? Dans le dernier chapitre, il étudie la vieillesse et la mort de la terre... Quand le soleil, perdant continuellement de la chaleur, sera réduit au quart de son volume actuel, la température du globe terrestre s'abaissera peu à peu jusqu'au dessous de zéro. Tous les êtres vivant à sa surface disparaîtront et ce sera la période de la mort finale. Enfin : « la terre froide gravitant comme les planètes autour du soleil éteint fera désormais un monde *mort* ».

Mon ami, Gabriel Tarde, dans son petit livre, si délicieusement fantaisiste : *Fragment d'Histoire future*, a indiqué ce que pourrait être la vie sociale, quand, notre planète s'étant refroidie, l'homme serait obligé pour vivre de se retirer dans les profondeurs de la terre.

VIII

L'ESPRIT, LE CŒUR, LE CARACTÈRE
DES VIEILLARDS

LE CONFLIT DES SENTIMENTS OU LA COMPLEXITÉ FAMILIALE
LA PSYCHOANALYSE ET LES FONCTIONS CÉRÉBRALES
L'AMOUR CHEZ LES VIEILLARDS
PSYCHOLOGIE DE LA VIEILLESSE

Mirabeau repondit à un ami qui lui reprochait d'avoir un procès avec son frère pour des questions d'intérêt : « Mais voudriez-vous que j'eusse des questions d'intérêt à démêler avec le Grand-Turc? »

La famille, en effet, est le milieu où ne cessent de naître, de fermenter et de se débattre les questions d'intérêt. On ne peut toutes les énumérer ; en voici quelques-unes :

A propos des mariages, des frais d'études pour la position des jeunes gens, leur installation, l'arrivée d'un gendre, la mort du père ou de la mère, la part qui revient aux enfants, celle qui est réservée au conjoint survivant; les complications si celui-ci se remarie, etc.

Ajoutons le conflit fatal et inéluctable des sentiments entre les membres de la famille. Le père s'entend moins bien avec ses fils qu'avec ses filles; la mère préfère ses fils, surtout l'aîné, mais devient une belle-mère sévère ou tracassière pour son gendre ou sa bru. Les enfants même ne sympathisent pas toujours : de tout temps, depuis Caïn et 'Abel, on a parlé des frères ennemis.

De ces brouilleries, jalousies, animosités et même haine tenace, naît une complexité familiale.

Il est certain que le vieillard ayant des enfants de vingt-cinq à trente-cinq ans est dans l'obligation de discuter avec eux à propos de mariage ou de la dot à donner, des avances à faire pour faciliter l'installation et les débuts d'une carrière. Le père et le fils sont rarement d'accord : il arrive même qu'il y a souvent entre eux contradiction, des difficultés qui aigrissent de plus en plus les rapports, provenant de questions touchant la politique ou la religion.

D'ailleurs avec les années et l'éloignement des

enfants qui se sont créé un foyer, l'affection de ceux-ci, celle du père et de la mère paraît diminuer : elle s'affaiblit dans le fond et dans la forme. On s'embrasse moins, et, plus on reste de temps sans se voir, moins on a de sujets de conversations.

L'affection des grands-pères se porte du côté des petits-enfants. Un ami ayant quatorze ou quinze lustres me racontait qu'étant dans son cabinet il entendit la chute d'un corps et un grand cri. « C'est, dit-il, mon petit-fils Jacques qui a fait une chute et s'est cassé la jambe. » Ce grand-papa ne put quitter son fauteuil, il était comme paraplégique. Mais, tout à coup, un autre de ses petits-enfants entre et dit : « Maman est tombée et croit s'être fait une entorse. » Mon ami se leva aussitôt et se porta au secours de sa fille. — Il y a quelques mois, un abbé me disait : « L'affection des parents semble décliner, à mesure que la vieillesse dessèche leur cœur et leurs sens ; il semble aussi que la tendresse dont ils entourent leurs petits-enfants les détache — dans le fond peut-être et en apparence — du père et de la mère de ces petits. »

Le vieillard sent souvent l'isolement, le poids de la solitude. Il a plus d'amis morts que vivants. Ces derniers, de date récente, ne peuvent être les continuateurs des disparus. Ainsi, peu à peu, le vide se fait autour de lui. On doit chercher à maintenir à son égard la manifestation de sentiments affectifs. Rien de choquant comme le respect forcé : le vieillard en est fâché. Il n'est sensible qu'aux élans ou soins venant du cœur. De plus, il n'a pas à s'incliner devant les dignitaires de l'Etat ou des institutions et il sera plus sage en restant chez lui où les grands personnages ne lui feront pas visite. S'il les rencontre, il ne doit leur manifester que les formes ordinaires de politesse et de respect. Mais il ne peut agir ainsi vis-à-vis des personnes estimables par leur science et leurs travaux : à eux, il témoignera les égards dus au mérite.

Le vrai plaisir est d'être agréable, de rendre service. Marc-Aurèle remerciait les dieux d'avoir fait du bien à ses amis : « Je ne puis, disait-il, être touché du bonheur qui n'est que pour moi. »

Le vieillard, surtout devant les étrangers, doit parler avec réserve, ne jamais employer des paroles à double sens. Il lui est facile de se taire et de ne pas dire ce qu'il pense, mais il doit toujours penser ce qu'il dit. Il aura ainsi une grande autorité. Donc, pas de raillerie, éviter de signaler les ridicules ou faiblesses des autres. Les vieillards plaisantins ou sermoneurs sont laissés de côté. « L'esprit n'est rien, le cœur est tout », a dit le poète. L'abbé de Saint-Pierre avait adopté cette devise : *Donner et pardonner*.

Revenons aux difficultés de la vie familiale.

Chamfort a soutenu ce paradoxe : « Les passions font *vivre* l'homme, mais la sagesse le fait seulement *durer*. » Il faudrait donc comme Nietsche affirmer la nécessité ou le plaisir de vivre dangereusement pour être toujours sous l'impression de sensations vives ou suraiguës. Le vieillard a besoin de moins d'ambition et de plus de tranquillité, et il n'y peut parvenir en cultivant les passions. Saint Augustin a bien mis en évidence la filiation qui se produit : « La volonté, en se déréglant, devient *passion;* cette passion, continuée, se change en *habitude;* et, faute de résister à cette habitude, elle se transforme en *besoin*. »

Les pères devraient être plus justes, les enfants plus tendres ou respectueux, les femmes moins vaniteuses et plus fidèles, comme dit d'Alembert, dans sa lettre à Rousseau.

Les uns et les autres nous avons trop de passions, trop de faiblesses, mécontents de nous-mêmes et des autres, réunissant, à un penchant naturel pour l'oisiveté, l'ingratitude, et l'appétence inassouvie des désirs.

Les scènes de la vie de famille sont comme les spectacles, elles font rire ou pleurer.

Être père de famille donne un degré de noblesse sociale, devenir grand-père est d'une élévation plus marquée.

Mais pour porter ce titre comme il convient, il y a une manière : l'art d'être papa et l'art d'être grand-père. Et quel plaisir, comme dit Argellier, de voir se développer les enfants :

Sur cet orgueil des jours, nés du bonheur des nuits.

L'ennui ou la satiété sont plus fréquents dans les ménages sans enfants : l'union des corps et des cœurs est maintenue par les soins, les soucis, les craintes que donnent les enfants.

« La morale, dit d'Alembert, est comme la médecine : beaucoup plus sûre dans ce qu'elle fait pour prévenir les maux, que dans ce qu'elle tente pour les guérir. »

Chez la femme, les soucis, les peines, les grandes douleurs viennent du cœur; chez l'homme, ils résultent, le plus souvent, d'une vanité blessée ou d'une ambition déçue.

Il n'y a pas de famille sans grand respect et beaucoup d'amour. Si le Décalogue a dit que les père et mère doivent être honorés, c'est que par disposition naturelle ils l'étaient rarement. Pour la même raison, la loi religieuse n'a pas prescrit aux parents d'élever et nourrir leurs enfants [1].

Il existe peut-être trop de familiarité, de gâterie, de faiblesse vis-à-vis des enfants qui ne sont pas toujours élevés avec une certaine crainte pour l'autorité des chefs de famille.

Il doit donc y avoir du respect avec beaucoup d'affection, mais non une crainte empêchant tout sentiment affectueux. Les parents tutoient leurs enfants, mais ceux-ci, jusqu'au xixᵉ siècle devaient avoir vis-à-vis de leur père une attitude révérencieuse et l'appeler « Monsieur » et non « mon père ». L'expression de « papa » est moderne, comme « grand-papa » et « bon papa » pour les grands-parents. Montaigne était scandalisé de cette cérémonie : « Je veux mal à cette coutume d'interdire l'appellation paternelle et leur en enjoindre une étran-

[1] L'article 203 du Code civil (liv. i, tit. V) est ainsi libellé : « Les époux contractent ensemble, par le fait seul du mariage, l'obligation de nourrir, entretenir et élever leurs enfants. »

gère, nature n'ayant pas volontiers suffisam-
ment pourvu à notre autorité; nous appelons
Dieu tout-puissant, père; et dédaignons que
nos enfants nous en appellent. » Plus loin, Montaigne se gendarme contre cette hauteur ou ce
manque de sympathie communicative du père
pour le fils : « C'est folie et injustice de priver
les enfants qui sont en âge de la familiarité des
pères et de vouloir maintenir en leur endroit
une marque austère et dédaigneuse, espérant
par là les tenir en crainte et obéissance; car
c'est une force très inutile, qui rend les pères en-
nuyeux aux enfants et, qui pis est, ridicules...
Il faut se rendre respectable et aimable par sa
bonté et douceur de ses mœurs. » Quelques
années après, l'enfant est devenu jeune homme
ou jeune fille. Ils s'instruisent, se moralisent
par les exemples qu'ils ont sous leurs yeux :
l'attitude, les occupations du père et de la
mère, leurs confidences. Plus tard, pour s'in-
struire ce sera le monde, « le miroir qu'il nous
faut regarder, pour nous cognoistre de bon
biais ». Montaigne dit encore avec malice :
« Voire il semble que la jalousie que nous
avons de les voir paraître et jouir du monde,
quand nous sommes à même de le quitter,
nous rendra plus épargnans et restreins en-

vers eux ; il nous fache qu'ils nous marchent sur les talons comme pour nous solliciter de sortir... Si nous avions à craindre cela, nous ne devions pas nous mêler d'être pères. »

Toutes ces citations de Montaigne sont tirées du VIIIe chapitre du tome second : *de l'affection des pères aux enfants*. Ce chapitre mérite d'être lu et relu par tout père de famille âgé et ayant des enfants.

Dans les familles avec enfants des deux sexes, il y a affinité et conflit des sentiments, d'où localisation des sympathies du père pour la fille et de la mère pour les garçons. Il n'en est pas de même pour l'influence directrice : le père a la charge du fils, la mère celle de la fille. Ainsi s'établissent des influences distinctes.

La vraie famille, la famille complète est rare et quand elle existe sa durée est passagère. Celle-ci est constituée par la réunion sous le même toit de trois générations : grands-parents, le père et la mère, les petits. Bon-papa ou bonne-maman peuvent calmer un froissement ou éviter une scène : leur présence apaise, ils savent mettre le holà et empêcher les mots irréparables. Un brouillard est vite dissipé, mais il faut éviter les orages, bien que les petites querelles et les mots aigres-doux soient fréquents. Taine a dit : « On s'aime trois mois, on se dispute trois ans, on se supporte trente ans, et les enfants recommencent. »

Les grands-parents doivent être confidents et protecteurs, — si on le leur demande ; ils éviteront d'être témoins d'événements ou de paroles qu'ils diront quand ce sera nécessaire n'avoir vus ni entendus [1]. Grand-papa ou grand'maman rendront de petits services à tous : si possible, ils conduiront les enfants à la promenade ou en classe, à tous ils montreront de l'entrain et de la gaieté. Ecoutez Montaigne : « Quand je pourroy me faire craindre, j'aymeroy encore mieux me faire aimer. Il y a tant de sortes de défauts en la vieillesse, tant d'impuissance, elle est si propre au mépris, que le meilleur acquest qu'elle puisse faire, c'est l'affection et amour des siens : le commandement et la crainte ne sont plus ses armes. »

Il nous faut encore emprunter quelques idées et observations au beau livre de Sainte-Beuve sur *Port-Royal*, livre 1er, p. 55 :

« Les familles véritables et *naturelles* des hommes ne sont pas si nombreuses ; quand on a un peu observé de ce côté et opéré sur des

---

[1] Se rappeler le précepte de Térence : *Si sapis, quod scis, nescis* (Sage, ne montre pas ce que tu sais).

quantités suffisantes, on reconnaît combien les natures diverses d'esprits, d'organisations, se rapportent à certains types, à certains chefs principaux. Tel contemporain notable qu'on a bien vu et compris vous explique et vous pose toute une série de morts, du moment que la réelle ressemblance entre eux vous est manifeste et que certains caractères de famille ont saisi le regard. C'est absolument comme en botanique pour les plantes, en zoologie pour les espèces animales. Il y a l'histoire naturelle morale, la méthode (à peine ébauchée) des familles naturelles d'esprits. Un individu bien observé se rapporte vite à l'espèce, qu'on n'a vue que de loin, et l'éclaire. »

L'affection paternelle et la tendresse maternelle d'une part, de l'autre la précocité des enfants et leur adaptation aux idées nouvelles sont les causes de l'éternel et constant conflit de sentiments entre le passé et l'avenir, la tradition et le progrès.

Il y a des malentendus entre père et fils : le plus souvent les torts sont des deux côtés.

Le père est âgé, quand le fils de vingt-cinq à trente-cinq ans doit s'installer puis se marier, et il faut s'entendre sur les dépenses à faire, la dot, toutes conditions devenues excessives à l'époque actuelle.

Quand le père a dépassé cinquante ou cinquante-cinq ans, il est conservateur à tous points de vue, économe, parfois même avare — signe de sénilité morale et affective, — méfiant, prévoyant des difficultés, plutôt décourageant que disposé à courir l'aventure.

Le fils est ardent, passionné, veut jouir de l'existence — vivre sa vie, — se bien installer en ménage, au goût du jour, avec le confort moderne.

Le père est susceptible : on prend des décisions sans le consulter, ou après l'avoir à peine informé. On discute, le ton de la conversation s'élève peu à peu, et il arrive ainsi que des paroles exagérées — les mots qui restent — sont prononcées, involontairement et sans intention d'injure grave, et, cependant, le mal est fait.

Entre timides, la situation se prolonge, le mécontentement s'accentue et la rareté des visites s'impose. Dans ces différentes situations, les torts sont réciproques. Quoi qu'il en soit, c'est le père qui doit céder, je veux dire qu'il s'efforcera de chercher à aplanir les difficultés, à faire des concessions et même des sacrifices à propos des questions d'argent.

Un vieillard avare et orgueilleux ne peut être heureux. Qu'il désire peu, ait la main facilement ouverte pour donner, se souvienne de ce dicton du Midi : « Mieux vaut donner de la main chaude que de la main froide », se montre bienveillant, pour récolter de la joie, en évitant ennuis et mauvaise humeur.

Le vieillard est un égoïste, prêcheur, parfois méfiant, critique de ce que font les jeunes, regrettant le passé *(laudator...)*. Tout le monde le répète, mais il y a des vieillards n'ayant pas cet état mental, aimant et protégeant les jeunes, les dirigeant, leur inspirant certain travail. — Ce sont de vrais grands-pères spirituels.

DE LA COMPLEXITÉ FAMILIALE

De tout temps, il y a eu querelles, mésentente, difficultés réelles au foyer domestique : récemment on a donné à cet ensemble le nom de *complexité familiale*. Dans le chapitre V de ce livre, on a trouvé les réflexions ou sentences émises sur ce sujet par les philosophes et les littérateurs. Rappelons les plus caractéristiques : d'abord, celles de La Bruyère.

Les enfants peut-être seraient plus chers à leurs pères, et réciproquement les pères à leurs enfants, sans le titre d'héritiers. Triste condition de l'homme et qui dégoûte de la vie ! il faut suer, veiller, fléchir, dépendre, pour avoir un peu de fortune, ou le devoir à l'agonie de nos proches : celui qui s'empêche de souhaiter que son père y passe bientôt est homme de bien.

Il y a d'étranges pères, et dont toute la vie semble n'être occupée qu'à préparer à leurs enfants des raisons de se consoler de leur mort.

Vauvenargues dit : l'ingratitude la plus odieuse, mais la plus commune et la plus ancienne, est celle des enfants envers leur père.

Il nous reste à traiter ce sujet délicat, en présentant d'abord un ensemble de quelques faits historiques et littéraires qui ont été classés sous cette étiquette par des écrivains suisses.

Rudler, dans son livre sur *la Jeunesse de Benjamin Constant*, dit :

« Certainement *Adolphe* est un exemple parfait de ce que Freud et ses disciples appellent le « complexe paternel ». De même l'adoration sans mesure de Mme de Staël pour son père est un « complexe paternel aussi[1] ».

[1] Pierre KOHLER, *la Vérité biographique, dans « Adolphe »*, *de Benjamin Constant* (Bibliothèque universelle et *Revue Suisse*, mai et juin 1918.)

Un cas semblable a été indiqué par M. Ramez dans son roman : *la Guerre dans le Haut-Pays,* 1915, Lausanne *(Cahiers vaudois* et Payot).

Benjamin Constant a, dans *Adolphe*, tracé quelques fragments de son histoire. Il a exprimé, dit Rudler : « tout ce qu'il y a de faux, de pénible, de douloureux, dans certaines liaisons engagées à la légère, où la société trouve à redire, où le cœur, toujours en désaccord et en peine, ne se satisfait pas, et qui font le tourment de deux êtres enchaînés sans raison et s'acharnant, pour ainsi dire, l'un sur l'autre ». Sainte-Beuve, dans l'avant-propos d'*Adolphe* (édition de 1867), avait émis cette opinion : « Il a lui-même retracé un coin de son caractère au début d'*Adolphe*, mais il n'a pas tout dit. »

Il avait cependant insisté sur sa nature intime, son extrême timidité, sa fatigue résultant d'une agitation brouillonne lui faisant préférer la solitude, la tendance marquée à l'ironie.

Son père est la cause première de cette timidité. Il avait perdu sa mère huit jours après sa naissance, et de bonne heure il sentit l'influence de son père qui était, lui aussi, timide et, de plus, ambitieux, bizarre et libertin. C'était un tyran domestique, aimable et parfait aux

yeux du monde, mais sévère et sans cesse mé-
content dans son intérieur. Benjamin se res-
sentit toujours de cette oppression paternelle
qui n'avait pas de contrepoids dans les câli-
neries ou les douceurs maternelles. De là, pour
Benjamin, le besoin de vagabondage ou de
voyages fréquents, l'appétit d'expériences précoces et les causes sans cesse renouvelées de
mésentente avec son père. Il en trace le tableau
suivant dans le premier chapitre d'*Adolphe* :

« Malheureusement sa conduite était plutôt
noble et généreuse que tendre. J'étais pénétré
de tous ses droits à ma reconnaissance et à mon
respect ; mais aucune confiance n'avait jamais
existé entre nous. Il avait dans l'esprit je ne
sais quoi d'ironique qui convenait mal à mon
caractère. Je ne demandais alors qu'à me livrer
à ces impressions primitives et fougueuses qui
jettent l'âme hors de la sphère commune et lui
inspirent le dédain de tous les objets qui l'en-
vironnent. Je trouvais dans mon père non pas
un censeur, mais un observateur froid et caus-
tique, qui souriait d'abord de pitié et qui finissait bientôt la conversation avec impatience. Je
ne me souviens pas, pendant mes dix-huit premières années, d'avoir eu jamais un entretien
d'une heure avec lui. Ses lettres étaient affec-

tueuses, pleines de conseils raisonnables et sensibles; mais à peine étions-nous en présence l'un de l'autre qu'il y avait en lui quelque chose de contraint que je ne pouvais m'expliquer et qui réagissait sur moi d'une manière pénible. Je ne savais pas alors ce que c'était que la timidité, cette souffrance intérieure qui nous poursuit jusque dans l'âge le plus avancé, qui refoule sur notre cœur les impressions les plus profondes, qui glace nos paroles, qui dénature dans notre bouche tout ce que nous essayons de dire, et ne nous permet de nous exprimer que par des mots vagues ou une ironie plus ou moins amère, comme si nous voulions nous venger sur nos sentiments mêmes de la douleur que nous éprouvons à ne pouvoir les faire connaître; je ne savais pas que, même avec son fils, mon père était timide, et que, souvent, après avoir longtemps attendu de moi quelques témoignages d'affection que sa froideur apparente semblait m'interdire, il me quittait les yeux mouillés de larmes et se plaignait à d'autres de ce que je ne l'aimais pas[1].

[1] Consulter : SAINTE-BEUVE, Avant-propos d'*Adolphe*, édition de 1867, et G. PLANCHE, *Essai sur « Adolphe »*, édition Charpentier. — RUDLER, *la Jeunesse de Benjamin Constant*. — Le *Cahier rouge*, de BENJAMIN CONSTANT.

« Ma contrainte avec lui eut une grande influence sur mon caractère. Aussi timide que lui, mais plus agité parce que j'étais plus jeune, je m'accoutumais à renfermer en moi-même tout ce que j'éprouvais, à ne former que des plans solitaires, à ne compter que sur moi pour leur exécution, à considérer les avis, l'intérêt, l'assistance et jusqu'à la seule présence des autres comme une gêne et comme un obstacle. »

Ces citations mettent bien en évidence l'opposition des deux caractères du père et du fils. Ils étaient en lutte constante, parce qu'ils ne pouvaient se comprendre : ce conflit permanent de deux mentalités n'empêchait pas le respect du fils et la protection marquée du père, mais sans accompagnement d'abandon affectueux.

Mme de Staël s'en est bien rendu compte : elle écrivait, en 1795, à Juste de Constant, père de Benjamin, à propos du divorce de celui-ci, alors âgé de vingt-huit ans : « Benjamin a tort, si c'est par moi que vous apprenez que tout ce qui concerne cette affaire est irrévocablement terminé ; mais, s'il a eu cette timide faiblesse, c'est à un sentiment pour vous qu'il faut l'attribuer ; il ne peut, à son âge, avec son caractère, vous soumettre toute la direction de sa vie, et cependant la crainte de vous déplaire agit si puissamment sur lui qu'elle trouble l'abandon de confiance qui doit exister entre vous deux. Vous l'agitez sans le vaincre, vous l'affligez sans l'entraîner, et peut-être vaudrait-il mieux ne pas lutter contre un caractère tout à la fois décidé et sensible, sur lequel on ne peut agir qu'en lui causant de la douleur. »

Il semble donc, en interprétant ces différentes opinions, qu'*Adolphe* paraît être la victime de son père. D'après M. Rudler, Juste de Constant qui « ne vécut pas beaucoup avec son fils ses vingt premières années, et qui n'eut jamais avec lui de conversation suivie, put avoir une influence à la fois si intermittente et si décisive. Je pense qu'il y avait entre le père et le fils une identité de nature qui se résolut immédiate-ment, par le frottement et le choc des caractères, en une opposition irréductible. Deux électri-cités du même nom qui se repoussaient. »

Il y a, dans ce conflit permanent de deux timidités, créant tour à tour de l'amour et de l'aversion, malgré la distance et les effets de l'âge, un exemple de la complexité familiale et de la situation qui en résulte.

Dans quelques cas *(Adolphe* et *la Guerre dans le Haut-Pays)*, il y a des conditions presque analogues : le père est veuf de bonne heure, l'enfant n'a pas été élevé par sa mère. Les deux cœurs n'arrivent pas à se fusionner parce que les deux esprits hésitent et ne se comprennent pas. Ils se sentent amis, mais se croient obligés à se parler en ennemis.

Puis, pour le fils arrive l'âge d'émancipation, la recherche d'affection, la rencontre de la personne aimée et qui l'aime : c'est la nouvelle barrière entre son père et lui, et souvent la cause de la durée de cette liaison. Adolphe fait cette réflexion mélancolique et certainement vraie : « Il y a dans les liaisons qui se prolongent quelque chose de si profond! Elles deviennent à notre insu une partie si intime de notre existence! Nous formons de loin, avec calme, la résolution de les rompre; nous croyons attendre avec impatience l'époque de l'exécuter; mais quand ce moment arrive, il nous remplit de terreur; et telle est la bizarrerie de notre cœur misérable, que nous quittons avec un déchirement horrible ceux près de qui nous demeurons sans plaisir. »

Certes, *Adolphe* est un chef-d'œuvre, mais il nous semble que, si B. Constant a voulu faire son portrait, il est peu flatteur et dénote une certaine bassesse, ou une âme désespérée.

Il existe de nombreux exemples de complexe paternel, c'est-à-dire de mésentente, origine de l'animosité ou de l'opposition systématique, de vexations, de brimades, parfois même de conflit et de manifestations de haine entre le père et le fils, provoquant la rupture de toutes relations.

Un auteur anglais renommé, M. Edmund Gosse, a publié en 1907 un livre intitulé : *Père et fils*, qui a été traduit en français (1912) et considéré comme un chef-d'œuvre. C'est l'histoire des difficultés survenues entre l'auteur et son père. Un critique, M. E.-J. Bois, a dit : « le récit d'une lutte entre deux tempéraments, deux consciences et presque deux époques. Elle finit, comme c'était inévitable, par une rupture. Des deux êtres humains dont il est question, l'un était destiné à suivre une marche rétrograde, l'autre ne pouvait s'empêcher d'être entraîné en avant. Il vint un moment où ils ne parlaient plus la même langue, où ils ne partageaient plus les mêmes espérances et n'étaient plus soutenus par les mêmes aspirations. » La rupture eut lieu, le père et le fils se séparèrent d'une façon définitive.

Un fait de même ordre a été publié l'an dernier dans la *Nouvelle Revue*, à propos de souvenirs sur Jules Vallès. Dans son autobiographie en trois volumes : l'*Enfant*, le *Bachelier*, l'*Insurgé*, il raconte que son père était « un pauvre universitaire, sans sou ni maille, sans volonté ni énergie, tremblant pour sa place devant les cuistres ». Vallès eut fort à souffrir de cette âpreté paternelle qui ne resta pas verbale, mais se traduisit en un acte répréhensible. Voici ce que Vallès confia à M. Callet :

« Au lendemain du 2-Décembre, je rentrai à Nantes, rappelé par mon père. Sous je ne sais quel prétexte, il me reprocha avec violence la part que j'avais prise à la lutte contre le Coup d'Etat. Une scène terrible s'ensuivit. Mon père, craignant de voir son avenir universitaire perdu, obtint d'un médecin un avis d'internement, et je fus emmené par deux infirmiers à l'asile d'aliénés de Saint-Jacques, où je fus mis en cellule. Je pus faire enfin, au bout de quinze jours, passer une lettre à Arnould, par laquelle j'appelais mes amis à mon aide.

« Ils intervinrent, menaçant de rendre public cet abus de pouvoir paternel. Mon père eut peur d'un scandale, et je fus relâché. Je sus depuis que c'est à l'instigation d'un fonctionnaire de la préfecture que mon père commit cette infamie

« Je restai six semaines dans cet enfer, six semaines pendant lesquelles je faillis devenir fou ! Deux fois je tentai de me briser le crâne contre les murs.

« Une nuit, je me réveillai en sursaut, à moitié asphyxié ; un des fous, dont la folie consistait à se croire chien, se tenait accroupi sur moi, me léchant le visage. Comme je tentais de me dégager, il me fendit le crâne d'un coup de sabot. Transporté à l'infirmerie, je pus gagner un infirmier et envoyer une lettre à Arnould. Vous devez comprendre et excuser la colère qui déborda depuis dans mes souvenirs d'enfance et de jeunesse. »

Anatole France, dans *le Petit Pierre*[1], indique nettement la différenciation qui se produit entre l'enfant et son père. « En m'ajustant sur lui, je devins pessimiste et joyeux, comme il était optimiste et mélancolique. En toutes choses, d'instinct, je m'opposais à lui. Il se plaisait avec les romantiques, dans le vague et l'indéterminé. Je me mis à aimer la raison ornée et la belle ordonnance de l'art classique. Au cours des années, les contrastes s'accentuèrent et nous rendirent la conversation un

---

[1] *Le Petit Pierre*, p. 7 et 8, Paris, Calmann-Lévy, 1919.

peu difficile, sans altérer nos sentiments réciproques. Je dois aussi à cet excellent père quelques qualités et beaucoup de défauts. »

Il y a des enfants que le père ou la mère
n'aiment pas; il existe des parents qui sont
sans affection pour tel enfant, en préférant un
autre, et créant ainsi une jalousie tenace qui
deviendra plus tard de la haine entre frères et
sœurs[1].

Poil de Carotte, dans la remarquable comédie
de Jules Renard, est le type de l'enfant malheureux à cause du mauvais caractère de sa
mère, Mme Lepic. Celle-ci se révèle dans cette
phrase caractéristique : « Poil de Carotte, tu
fermeras les poules tous les soirs. » La résignation du fils consiste à cacher les défauts de
sa mère, à la main leste et prodigue de giffles.
On lui dit : « Vous avez un père et une mère »,
et il répond : « Tout le monde ne peut pas être
orphelin ». Il ajoute : « Si ma mère m'avait
aimé, j'aurais peut-être fait quelque chose...
Personne ne m'aimera jamais, moi! » Il a
toujours peur de sa mère. C'est bien l'enfant
souffre-douleur. Il exprime ainsi ses senti-

---

[1] Nous avons traité ailleurs des attentats et crimes fami-
liaux, les sévices sur enfants (loi du 19 avril 1898), le
libéricide *(Précis de Médecine légale,* p. 448).

ments : « La famille, quelle blague, quelle drôle d'invention. La famille est une réunion forcée... sous le même toit... de quelques personnes qui ne peuvent pas se sentir[1]. »

L'importance que nous avons donnée aux faits ou récits précédents montre la nature, les manifestations, les violences même qui provoquent la rupture des liens de famille et le conflit des sentiments.

Le cas d'*Adolphe* est d'autant plus intéressant qu'il est d'une psychologie pénétrante. Il est arrivé dans les conditions indiquées, comme dans d'autres circonstances, qu'un littérateur a devancé l'observation biologique ou médicale. Ainsi, Shakespeare a décrit des fous, alors qu'aucun traité sur les maladies mentales n'existait. Dostoïewsky, dans sa *Maison des Morts*, a exposé certains caractères de forme morbide, inconnus des aliénistes de son temps.

C'est seulement vers 1900, qu'un médecin de Vienne, spécialiste des maladies du système nerveux, le professeur Sigmund Freud, a tenté

---

[1] Maurice MIGNON, Jules Renard : l'œuvre, l'auteur dramatique, l'apôtre *(les Cahiers du Centre*, Moulins, 1913), — J. Renard a aussi écrit *la Bigotte*, autre tragédie de famille.

une interprétation systématique des névroses sous le nom de *Psychoanalyse*.

Pour apprécier, comme il convient, le conflit des sentiments dans la famille, l'état mental des personnes âgées ou celui des fils ou filles de vingt à quarante ans, et se rendre compte de nos connaissances sur la question de la Psychoanalyse de Freud, il faut exposer les travaux français antérieurs à ceux de l'Ecole de Vienne et les théories philosophiques récentes.

Nous étudierons successivement : l'analyse psychologique de Pierre Janet, la physiologie et la pathologie des instincts, la philosophie bergsonienne, les travaux de Freud et de ses élèves avec l'appréciation de Régis et Hesnard.

1° L'Analyse psychologique
du Professeur Pierre Janet.

Voici les définitions qui caractérisent nettement d'après lui la *Psychasthénie* et les *Névroses*.

« La psychasthénie est une forme de dépression mentale caractérisée par l'abaissement de la tension psychologique, par la diminution des fonctions qui permettent d'agir sur la réalité et

de percevoir le réel, par la substitution d'opérations inférieures et exagérées sous la forme
de doutes, d'agitations, d'angoisses, et par des
idées obsédantes qui expriment les troubles
précédents et qui présentent, elles-mêmes, les
mêmes caractères. » D'après cette définition, les
vieillards sont souvent des psychasthéniques.

Le professeur de psychologie au Collège de
France définit de même les névroses en précisant
leur différence avec les états démentiels. « Les
névroses sont des maladies portant sur les
diverses fonctions de l'organisme, caractérisées
par une altération des parties supérieures de
ces fonctions, arrêtées dans leur évolution,
dans leur adaptation au moment présent, à l'état
présent du monde extérieur et de l'individu, et
par l'absence de détérioration des parties anciennes de ces mêmes fonctions qui pourraient
encore très bien s'exercer d'une manière
abstraite, indépendamment des circonstances
présentes. *En résumé*, les névroses sont des
troubles des diverses fonctions de l'organisme,
caractérisés par l'arrêt du développement sans
détérioration de la fonction elle-même [1] ».

[1] Pierre JANET, Membre de l'Institut, *les Névroses*.
p. 367, 393. Bibl. de Philosophie Scientifique, Flammarion,
1917. — *Les Médications psychologiques*, t. I, Alcan, 1919.

Après ces définitions, il est nécessaire d'entrer dans quelques détails afin de montrer l'importance de la question, les variétés d'interprétation par les cliniciens et aliénistes, les points précis sur lesquels Janet a insisté, a apporté même de la lumière, sans faire appel à la psychoanalyse de l'Ecole de Freud.

Janet précise ses idées sur l'hystérie d'après deux caractères : rétrécissement du champ de la conscience ou dissociation de la conscience personnelle. Ces deux caractères ne se trouvent pas dans les autres maladies de l'esprit : « L'hystérie devient alors une forme de la dépression mentale caractérisée par le rétrécissement du champ de la conscience personnelle et par la tendance à la dissociation et à l'émancipation des systèmes d'idées et des fonctions qui, par leur synthèse, constituent la personnalité. »

Ces deux phénomènes psychologiques ne se rencontrent pas dans la névrose psychasthénique qui n'est donc pas une maladie de la personnalité. « Le trouble essentiel consiste dans l'absence de décision, de résolution volontaire, dans l'absence de croyance et d'attention, dans l'incapacité d'éprouver un sentiment exact en rapport avec la situation présente. » Cela dit,

Janet ajoute que ces troubles montrent qu'il y a perte de la *fonction du réel*. Les malades psychasthéniques ont un trouble dans l'appréhension du réel et du présent par la perception et par l'action. Voici des exemples démonstratifs. « Quand le sujet nous dit qu'il ne peut parvenir à faire un acte, que cet acte est devenu impossible, on peut remarquer qu'il ne sent plus que cet acte existe, ou peut exister, qu'il a perdu le sentiment de la réalité de cet acte. Quand d'autres nous disent qu'ils agissent en rêve, comme des somnambules, qu'ils jouent la comédie, c'est encore la réalité de l'acte par opposition au simulacre de l'acte dans les songes et dans les comédies qu'ils sont devenus incapables d'apprécier. Quand ils disent qu'ils ont perdu leur moi, qu'ils sont à moitié vivants, qu'ils sont morts, qu'ils ne vivent plus que matériellement, que leur âme est séparée de leur corps, qu'ils sont étrangers, drôles, transportés dans un autre monde, c'est encore le même sentiment fondamental qu'ils expriment ; ils ont conservé toutes les fonctions psychologiques, mais ils ont perdu le sentiment que nous avons toujours, à tort ou à raison, de faire partie de la réalité matérielle du monde présent. »

P. Janet rapproche les troubles précédents, si fréquents chez les psychasthéniques, de phénomènes psychologiques normaux, tels ceux de la *fatigue*, du *sommeil*, de l'*émotion*, ainsi qu'il l'avait signalé au Congrès de Psychologie, à Londres en 1903, c'est-à-dire avant les travaux de Freud.

Si, dans ces troubles, les mêmes phénomènes toujours se montrent et s'exagèrent, tandis que d'autres, différents et toujours les mêmes, disparaissent, il y a donc, dans l'esprit, des fonctions d'intensité ou de nature différente, comme s'il y avait un ordre ou une hiérarchie de ces fonctions : les supérieures étant difficiles à atteindre pour les malades, alors que ceux-ci ont toujours à leur disposition des fonctions de degré inférieur. Telle est l'hypothèse de Janet qui l'a conduit à la définition de la psychasthénie déjà donnée. Lorsqu'il y a, dit-il, *psycholepsie* ou chute de la tension psychologique, les fonctions les plus délicates disparaissent. « C'est pourquoi la timidité, qui n'est que l'aboulie sociale, l'intimidation, qui n'est qu'une dérivation à la suite de cette aboulie sociale, vont être bien souvent les premiers symptômes ; les phénomènes dans lesquels interviennent les luttes nécessaires, des responsabilités vont disparaître ensuite et c'est ainsi que vont se constituer les diverses agoraphobies, les phobies génitales, les phobies du mariage, les phobies professionnelles. »

Il faut donc admettre comme certaine l'intervention du système nerveux dans ces fonctions motrices, sensitives ou viscérales. Que se passe-t-il dans ces névroses? Ce sont des maladies psychologiques dont les troubles de la motilité, de la sensibilité, etc., sont en rapport avec des phénomènes mentaux. C'est ce que l'on voit d'ailleurs se produire dans la suggestion, étudiée par notre ami Bernheim.

Pour Janet, les névroses sont des maladies de l'évolution des fonctions : il n'y a pas altération dans les organes sièges de ces fonctions, mais ce sont ces fonctions elles-mêmes troublées. Il n'y a pas de modification anatomique, mais une défectuosité psychologique. On est ainsi conduit à admettre une hiérarchie dans la fonction : il y a des parties superposées, supérieures et inférieures. Si la fonction est de date ancienne, il y a des parties qui obéissent à des réflexes et avec l'aide d'autres organes. Ainsi dans l'alimentation. Celle-ci ne se produit pas de même si l'on mange seul ou lorsque le repas se passe en famille, dans le monde où il existe alors des coutumes ou des rites particuliers. Il en est de même dans la marche, dans l'acte d'écrire. Que les fonctions de la miction ou sexuelles s'accomplissent, ces dernières peuvent déterminer des troubles particuliers au moment des fiançailles ou du voyage de noces. « C'est justement sur cette partie supérieure des fonctions, sur leur adaptation aux circonstances présentes que portent les névroses. »

L'homme évolue avec la société dont il fait partie. Son évolution est constante, il y a des changements au moment des grandes modifications de l'organisme (croissance, puberté, sénilité) de la vie individuelle ou collective (éducation, milieu familial, scolaire, vie universitaire, vie militaire, vie matrimoniale). Il résulte de ces changements constants que, pour les fonctions les plus élevées, il y a des modifications nombreuses. Celles-ci portent sur l'esprit, le cœur ou le caractère, selon la désignation des psychologues, toutes fonctions localisées dans le cerveau qui prend ainsi une part ininterrompue à cette évolution. Nous verrons ailleurs que ce sont peut-être les manifestations des Instincts et de l'Inconscient.

Les névroses se montrent aux âges où il y a une transformation organique et morale, à la puberté, au moment du mariage, au décès des parents ou d'un ami, lors des événements imprévus comme changement de position ou perte d'une situation. Ces névroses sont bien consécutives à des troubles ou des arrêts dans l'évolution des fonctions.

Il faut aussi admettre que ces maladies peuvent se montrer lorsqu'il se produit des modifications dans les organes sexuels ou dans les glandes à sécrétion interne. De même, dans les démences (séniles et autres), la paralysie générale, il y a des désordres et des lacunes inguérissables, d'où des troubles profonds dans le jugement, les sentiments, le caractère. On peut ainsi faire la différence entre les pertes incurables qui se produisent dans les démences, et des arrêts, plus ou moins longs, dans l'évolution caractéristique des névroses. Celles-ci, dit Janet, sont des maladies de tout l'organisme arrêté dans son évolution vitale, la vie du sujet est diminuée à plusieurs points de vue. La défectuosité de la famille se trouve ainsi mise en évidence par les constitutions délicates chez lesquelles les diathèses se montrent.

Telles sont, en résumé, les opinions de Janet qui méritaient d'être présentées avant d'exposer la psychoanalyse de Freud dont l'exagération est évidente, mais qui n'en est pas moins impressionnante.

Nous avons longuement cité Pierre Janet parce qu'il établit, en remarquable clinicien, la genèse et la symptomatologie des névroses; il les définit même d'une façon précise.

Il nous semble cependant que l'on n'est pas satisfait de cette absence du siège de ces maladies ou de ces symptômes : idées fixes et obsession, amnésies et doutes, troubles du langage et tics, etc., et, à propos des états névropathiques : les crises nerveuses et les stigmates, le rétrécissement du champ de la conscience, la perte de la fonction du réel, l'évolution des fonctions et les maladies qui en résultent, intéressent la partie supérieure ou la partie inférieure, « *partie ancienne et simple de la fonction, et parties supérieures, qui sont encore en formation, en organisation* ».

L'auteur imagine un siège anatomique et une organisation probable : mais pas de démonstration ou de preuves par absence d'une théorie générale sur les fonctions cérébrales.

Nous allons présenter la théorie que nous avions adoptée dans notre enseignement ou dans nos livres.

2° Physiologie et Pathologie des Instincts

Voici le résumé de cette conception positive de la Nature humaine :

Les physiologistes n'ont pas abordé franchement l'étude des fonctions du cerveau : ils ne croient qu'aux résultats expérimentaux sur la sensibilité et le mouvement.

Mais si on leur parle des désirs, des penchants, des instincts, des passions, ils répondent que toutes ces études appartiennent aux philosophes, aux psychologues lettrés. En vérité, ces mots ne figurent pas dans les Traités de physiologie, même les plus récents.

De plus, sur ces problèmes physiologiques se greffent des discussions de doctrine et de foi. Or, les croyances religieuses n'ont rien à faire en ces questions. Si on nous interroge pour savoir si nous sommes spiritualistes ou matérialistes, il sera répondu : nous sommes des psychologistes, le cerveau est un organe à l'aide duquel l'homme pense, aime, agit. L'étude de la physiologie cérébrale constitue la psychologie.

Cette étude a été faite de tout temps par des observateurs, des chefs de famille, les Pères de l'Eglise, des législateurs, des moralistes.

Les Grecs ont donné une explication théologique des phénomènes intellectuels et moraux. Aristote, dans ses Traités de morale, de l'âme, a distingué des vices et des vertus.

Saint Paul s'est occupé des fonctions morales. Il distingue les penchants en bons et mauvais : les premiers viennent de Dieu, qui les répandait selon sa *grâce*, les autres tiennent de la *nature* humaine.

C'est plus tard, aux xviie et xviiie siècles, que l'on fait appel à l'expérience et à l'observation. Rappelons les écrits de Bacon, de Descartes, Hobbes et Locke. Si les platoniciens reconnaissaient trois âmes : la végétative, l'animale ou sensitive, la rationnelle, Bacon n'en trouvait que deux : la raisonnable et la sensitive.

Descartes remit tout en discussion. Hobbes et Locke s'occupèrent surtout de la théorie de la moralité, des sentiments que saint Paul appelait *la nature*, c'est-à-dire des sentiments égoïstes. Pour les sentiments généreux de l'âme, la bonté par exemple, on disait que c'était l'*effet d'un intérêt bien compris*.

Au xviiie siècle, les Encyclopédistes, avec Diderot, d'Alembert, David Hume et Georges Leroy, firent voir que les sentiments bienveillants étaient propres à la nature humaine. G. Leroy s'attacha à prouver que l'animal était capable de sentiments désintéressés.

On était donc arrivé à démontrer la distinction entre l'intelligence et le sentiment, entre des sentiments égoïstes et grossiers et les sentiments altruistes ou désintéressés. Il parut nécessaire de se préoccuper du siège anatomique de ces facultés.

Cabanis montra les rapports du physique et du moral. On n'hésitait pas alors à placer les phénomènes intellectuels dans la tête. Quant aux phénomènes moraux, ils étaient localisés dans les viscères : le courage dans le cœur, la colère dans le foie, l'amour dans les organes génitaux. Telles étaient alors les opinions de Cabanis, de Bichat.

F.-J. Gall vint et créa la physiologie du cerveau. Ce fut plus tard qu'il inventa la cranioscopie. Voici le principe de Gall : *Le cerveau est un appareil, c'est-à-dire un composé d'organes, ayant chacun une fonction distincte, intellectuelle ou morale.* Et il apporte pour la démonstration des preuves anatomiques, physiologiques, pathologiques.

Telle est, dans l'ordre moral, une découverte aussi importante que celle faite par Galilée, en

1632, dans l'ordre physique. Les idées de Gall ne furent bien comprises et adoptées que par Broussais et Auguste Comte.

Broussais fit voir que les phénomènes physiologiques et pathologiques obéissent aux mêmes lois : ces phénomènes peuvent varier dans leur intensité ou leur vitesse, mais jamais dans leur arrangement.

A. Comte créa la synthèse subjective et constitua la théorie cérébrale. Il montre l'importance de la filiation historique et distingue, dans la vie normale les trois lois : *de l'exercice, de l'habitude, du perfectionnement.*

Il y a des facultés spéculatives : l'esprit ; et des facultés affectives : le cœur, le caractère. Les organes cérébraux, siège de ces facultés, sont symétriques, d'où continuité d'action, telle est la loi dynamique de l'intermittence.

En résumé, l'étude des fonctions du cerveau a été faite à l'aide d'expériences, de discussions métaphysiques par Gall, qui a employé la comparaison, et enfin par Auguste Comte, qui a mis en évidence la méthode historique.

Le grand philosophe positiviste a posé ces trois principes :

1° Nous sommes excités à agir pour la satisfaction de nos besoins : ce sont les *instincts* ;

2° avant d'agir, nous consultons nos souvenirs, décidons sur les moyens à employer : l'*intelligence* ; 3° l'action s'accomplit par des mouvements musculaires dirigés par les facultés cérébrales : c'est l'*activité*.

Il n'est pas encore possible de préciser le siège anatomique de ces trois importantes fonctions. On peut toutefois rechercher les particularités de chacune d'elles.

Les *instincts* sont caractérisés par leur finalité, leur fatalité, leur spontanéité apparente : on ne les gouverne pas, on les subit ; c'est la volonté de l'espèce, la manifestation de la vie.

Il y a des instincts personnels et des instincts sociaux. Des instincts *pour la conservation de l'individu :* un instinct *nutritif ;* deux *instincts pour la conservation de l'espèce :* instinct *sexuel* et instinct *maternel*. Puis les instincts de perfectionnement *(destructeur, constructeur* ou instinct *militaire* et instinct *industriel)*. Il y a d'autres moteurs affectifs (penchants dans l'état actif et sentiments dans l'état passif) ; ils sont, dépendants de l'ambition, l'*orgueil* ou besoin de domination et *la vanité* ou besoin d'approbation.

Dans les instincts *sociaux,* nous rangerons l'*attachement*, la *vénération,* la *bonté* ou amour universel (sympathie), l'*humanité*.

16

Dans l'*intelligence*, il faut distinguer :
1° l'*observation*, concrète ou relative aux êtres
(synthétique), abstraite ou relative aux événements *(analytique)*; 2° la *méditation*, l'induction (chercher la ressemblance qui peut exister
entre des phénomènes différents ou saisir ce
qui est constant dans ce qui varie), la déduction (chercher une loi naturelle par la contradiction, l'incompatibilité, la dissonance entre
deux propositions; on arrive ainsi à l'abstraction); 3° l'*expression* ou communication : le
langage ou faculté d'expression mimique, orale,
écrite, d'où *communication*.

Dans l'*activité*, on distingue les mouvements
excités (courage), les mouvements *retenus*
(prudence), les mouvements *maintenus* (persévérance ou fermeté).

Afin d'abréger cet exposé, on montrera en
deux tableaux les particularités propres à chacune des trois fonctions cérébrales et les troubles qui se présentent dans les défectuosités
du cerveau, dans ses maladies, en insistant sur
les symptômes intellectuels et de l'activité.

D'après le principe de Broussais, nous indiquerons par les signes + ou — l'exagération
ou la diminution.

PREMIER TABLEAU

L'Esprit.
(L'Intelligence
et les Idées.)

+ Individu très intelligent au-dessus de la moyenne, le génie. L'amour de la gloire. Instruction, idées de classe, de secte, de race, de nation.

— Faible d'esprit, débile, idiot, imbécile. Crédulité, religiosité, mythomanie.

Le Caractère.
(La Volonté,
les Actes.)

+ Impulsif, colère, tenace, persévérant, prudent, dominateur, têtu, héroïsme.

— Sans volonté, aboulique, obéissance passive, paresse.

Le Cœur.
(Les Sentiments
et les Désirs.)

+ Bonté, dévouement, amour, attachement, générosité, pitié, prodigalité. Instinct sexuel. Instinct maternel. La conscience. Le remords.

— Egoïsme (féroce et perfide), personnel, avarice, envie, jalousie (la mère de tous les meurtres, dit Bossuet), la haine.

Instinct constructeur : efforts producteurs, collectionneurs.

— destructeur : raillerie, combativité, crime.

Vanité : besoin d'approbation.

Orgueil : besoin de commander, fierté.

DEUXIÈME TABLEAU

1° *Influence de la maturité physique de l'individu.*
{ Les enfants. L'adolescent (de 7 à 15). La puberté (de 15 à 20). } Manifestations de l'instinct sexuel.

2° *Organisation cérébrale incomplète.*
{ Idiots. Imbéciles. } ou dégénérés. } Tarés. Débiles. Faibles d'esprit. Demi-fous. Sourds-muets. } Paralysie infantile. Infantilisme cérébral.

3° *Maladies du cerveau.*

Endosmanie. { Immobilité. Stupeur. Stupidité. }

Exosmanie. { Agitation. Manie. } Démence.

Troubles des facultés. { Confusion des idées. Délire incohérent.

Délire systématique. } hypocondriaque. mélancolique. de persécution. de grandeur.

Excès d'attachement ou de bonté (très rares).

Diminution des sentiments affectifs. { Envie. Jalousie. Haine. Méchanceté. Férocité, plaisir à faire du mal.

DEUXIÈME TABLEAU (suite).

Folies instinctives.

Symptômes moraux.	Instinct nutritif et conservateur	Peur. Avarice. Envie. Vol. Gourmandise. Jeu. Collectionnisme.
	Instinct sexuel et maternel	Excitation génésique. Erotomanie. Satyriasis. Inversion sexuelle. Exhibitionnisme. Nymphomanie. Hystérie (?). Folies puerpérales. Libéricide.
	Instinct destructeur .	Homicide, folie, suicide. Accès de fureur, les épileptiques. Crimes rituels.
	— constructeur .	Les compteurs. Les inventeurs.
	— vanité . . .	Elle incite à conseiller en persuadant ou en convainquant. — C'est le besoin d'approbation. Les mégalomanes.
	— orgueil. . .	Il pousse à commander. La Césarite. Les persécuteurs. L'orgueil est plus disciplinable que la vanité. Le catholicisme, au moyen âge, s'est attaqué à la vanité et a poussé à l'humilité.
Symptômes intellectuels	Statiques	Hallucinations. Illusions. Incohérence.
	Dynamiques	Prépondérance de l'imagination sur l'observation.

DEUXIÈME TABLEAU (suite).

Symptômes de l'activité.

	Mouvements excités (courage)	Les impulsifs. La colère. Les tiqueurs. Les persévérants, les prudents, les dominateurs, les têtus.
	Mouvements retenus (prudence)	Les hésitants, les indécis. Folie du doute, les abouliques, les immobiles, la catalepsie. Obéissance passive, suggestibilité, paresse.
	Mouvements maintenus (fermeté).	Continuation d'un des états précédents, surtout lypémanie.

Le *criminel* est un déséquilibré mental provoqué par le milieu social. Celui-ci agit principalement sur les sentiments et les désirs, d'où des impulsivités, mais il a peu d'action sur l'esprit. Les passions n'ont pas varié depuis les temps les plus anciens, de même les penchants et les désirs — (on ne peut inventer un huitième péché capital), — les idées seules se modifient, se fortifient et se généralisent. La science ne progresse que par des certitudes momentanées. Quand les principes ont déterminé les convictions, ils influent à leur tour sur nos désirs et nos actes.

A. Comte a dit avec raison : le cerveau est un placenta permanent entre l'homme et l'humanité. — L'homme s'agite et l'humanité le mène. Les sociétés ont les criminels qu'elles méritent.

3° La Philosophie Bergsonienne

Cette philosophie nouvelle si originale par sa filiation avec les découvertes modernes, ses déductions inattendues dans l'interprétation donnée à des phénomènes naturels, mérite d'être connue des biologistes et des médecins. Les sociologistes peuvent aussi y trouver profit.

Récemment, M. le Dr Dezwarte, médecin chef de l'asile d'aliénés de Niort, m'a communiqué un mémoire sur *la Philosophie et l'Instinct*. Ce travail m'a convaincu de l'importance que j'avais attribuée à la physiologie et à la pathologie des Instincts.

Nous allons rapidement exposer les principes essentiels de la philosophie de M. Bergson qui éclairent singulièrement le rôle des Instincts et le domaine de l'Inconscient.

La thèse française d'Henri Bergson : *Essai sur les données immédiates de la conscience*, montre que l'intensité des phénomènes psychologiques n'est pas illimitée. Il n'y a pas de psychophysique. On ne peut appliquer aux phénomènes psychologiques les divers procédés de la physique : les uns sont qualité et les autres quantité. De plus ils sont successifs et plus ou moins durables. La durée joue un grand rôle dans cette philosophie.

M. Bergson se représente ce qui est en mouvement par l'immobile, et compare le mécanisme de notre pensée qui conçoit à la réalisation d'un film pour le cinématographe.

Il est possible d'imaginer que le mouvement est le passage d'un corps mobile depuis son point de départ jusqu'à son point d'arrivée, à travers une série indéfinie de points d'arrêts.

C'est ce qui se passe dans le cinématographe. Le film montre une série de vues d'immobilités prises sur des sujets mobiles. Pour avoir l'illusion du cinéma, il faut mettre ces séries d'immobilités en mouvement.

M. Bergson se sert de la même comparaison pour montrer la différence de l'intelligence et de l'instinct.

Le cinéma, par un mécanisme semblable à celui de la pensée conceptuelle, fixe chaque instant d'un mouvement qui était en train de se faire.

L'intelligence a pour domaine la surface, elle comprend les apports, elle calcule, elle mesure, mais elle ne sent pas.

« Nous pensons, dit Bergson, le mobile par l'immobile. Ainsi, quand on regarde l'instantané d'un défilé de personnages, on voit un bras en l'air, un pied levé, etc. L'instantané est hors de la vie, il a dénaturé le mouvement réel de la marche. Le mécanisme du cinéma, qui fixe des immobilités sur des corps mobiles, fausse la vie. De même, le mécanisme de la pensée conceptuelle, procédant comme le cinéma, ne peut saisir la vie. Par habitude, dans tous les raisonnements, nous avons mis l'intelligence, sans nous occuper de l'instinct.

L'intelligence, ajoute notre philosophe, ne peut appliquer ses méthodes que sur le monde inorganisé, « elle ne se représente sûrement que l'immobilité », le discontinu, les formes. Elle fabrique les instruments, les outils nécessaires à l'homme, elle calcule et mesure. L'intelligence, ajoute-t-il, c'est l'*homo faber*.

Mais elle s'arrête devant la vie qui appartient à l'instinct ; elle ne sent pas. « L'intelligence est caractérisée par une incompréhension naturelle de la vie. »

Cette conclusion a provoqué des protestations qui ont nettement déclaré que Bergson était l'ennemi de la science et de l'intelligence.

Comment faut-il comprendre *l'intuition bergsonienne ?*

Voici sa définition : « L'intuition est encore l'instinct ; mais, tandis que l'instinct a sa vision limitée à la vie de relation, aux nécessités de la vie humaine, l'intuition en a la forme la plus élevée, elle est l'instinct désintéressé, esthétique, transporté dans les régions supérieures du Beau... »

On peut distinguer deux instincts : l'*instinct pratique* et l'*instinct pur* ou intuition, en empruntant à Kant ses expressions dans la critique de la *raison pratique* et de la *raison pure*. Bergson donne à l'Intelligence le domaine du monde inorganique, à l'Instinct le domaine de la vie.

« Par une déformation d'esprit héréditaire, par une malheureuse transposition, l'usage commun en est venu à employer le langage de l'intelligence, celui des sciences inorganiques, même en parlant des phénomènes psychologiques qui sont essentiellement en dehors de la matière... Tout se passe enfin comme si la mainmise de l'intelligence sur la matière avait pour objet principal de laisser passer quelque chose que la matière arrête. Ce quelque chose, c'est *la vie.* »

M. Bergson affirme que l'Instinct est et ne peut être que *Sympathie*.

L'instinct est inconscient quand il n'est pas contrarié. Quand l'instinct est contrarié, il y a trouble de la sensibilité, une souffrance.

Pour M. Dezwarte : l'instinct se confond avec l'Inconscient des médecins et des philosophes. Ribot a dit avec raison que l'Inconscient rejoint la généralité des phénomènes biologiques. L'instinct organique est sympathie. De même l'inconscient désintéressé, l'Intuition qui est l'instinct esthétique, pour la pensée elle-même.

En bonne santé nous sommes dispos, de bonne humeur, notre cénesthésie nous avertit que notre organisme fonctionne dans un état parfait. Alors l'intuition libérée de toute représentation organique conçoit librement, le travail de notre pensée devient fécond. « Quand il n'y a plus de vie extérieure, plus de conscience, c'est l'intuition, c'est la voix intérieure qui parle. » Cette intuition, ajoute M. Dezwarte, c'est l'Inconscient des médecins. C'est l'Instinct *pur* et non l'Instinct *pratique*. Quant à la conscience, disons avec Ribot qu'elle est une *complication*, ou encore un avertissement comme chez le somnambule.

D'après nous, elle est une émanation de l'instinct conservateur, se révélant dans le danger, et, dans d'autres cas, elle prend le nom de *remords*.

J.-J. Rousseau a dit « Conscience, Instinct divin, immortelle et céleste voix, c'est toi qui nous apprends notre devoir, bien mieux que les raisonnements des philosophes ! »

L'instinct est donc bien sympathie, sensibilité.

Il faut encore signaler, dans l'œuvre de Bergson, deux livres : *Matière et Mémoire* et *l'Evolution créatrice*.

Les *tendances de la mémoire* sont étudiées et on montre la réalité de l'esprit et son indépendance vis-à-vis de la matière, pour conclure :

« L'esprit emprunte à la matière des perceptions d'où il tire sa nourriture et les lui rend sous forme de mouvements où il a imprimé sa liberté. » C'est le *mens agitat molem*, du poète antique.

Dans *l'Evolution créatrice* Bergson, après une étude approfondie des doctrines évolutionnistes, conclut à *l'élan vital*. On pense aussitôt à la *chiquenaude initiale*, de Descartes. Bergson se prononce résolument pour le déisme.

On peut encore chercher l'Instinct dans ce

monde supersensible qu'est l'harmonie. L'instinct de l'harmonie est antérieur à celui du langage : nous le sentons et ce sentiment ne peut se démontrer.

Les premiers hommes furent impressionnés par cette magie de la musique : au début des civilisations, la musique et, sous son influence, la danse furent associées aux fêtes religieuses et incorporées dans nombre de légendes. M. Combarieu, dans son livre sur *la Musique* (Bibliothèque de Gustave Le Bon), conclut : « Sans nous en douter, nous vivons, hôtes du Cosmos, dans une harmonie sublime, et il n'est pas possible qu'il n'y ait point accord entre ce qui est en nous et ce qui est hors de nous. » La musique est l'art de penser avec les sons et a précédé le langage. Mais le livre est au-dessus de la musique, puisqu'il représente une organisation plus avancée.

Combarieu le dit nettement : « Emotion et pensée ne sont pas dissemblables. »

Dezwarte différencie les génies musicaux et les génies littéraires ; le musicien poursuit ses rêves les plus élevés avec son *inconscient affectif,* tandis qu'Homère et Shakespeare créent avec leur *inconscient* psychique. Le premier de ces inconscients dérive de l'inconscient organique.

Il y a donc plus de pensées dans le livre que dans la musique.

Gustave Le Bon est bien de cet avis que les sentiments ont leur origine dans l'Inconscient ; nous dirons dans le domaine des Instincts.

Ils sont là à l'état latent et peuvent tout à coup éclater ou se déclencher au moment de l'action. C'est en agissant que nous montrons à nous-mêmes et aux autres ce que nous sommes. Si l'arbre se reconnaît et s'apprécie d'après ses fruits, de même l'homme donnera de lui une idée vraie, d'après ses actes. Tel est le vrai sens de l'inscription du temple de Delphes : *Connais-toi toi-même.*

De l'Inconscient ou mieux des Instincts naissent une force dans le sens des tendances naturelles, des poussées instinctives, des influences héréditaires de la race et de la famille, d'où bons ou mauvais sentiments d'après la sympathie du sujet. Il y a ainsi amas ou trésor d'accumulation d'énergie que la conscience pourra dépenser. Le Dr Dezwarte estime que : « Dans tous nos processus organiques ou psychiques : perception, mémoire, intelligence, association des idées, jugements esthétiques enfin, tout est tendance, affinité, choix, élection, sympathie. »

4° TRAVAUX DE FREUD.
APPRÉCIATION DE RÉGIS ET HESNARD.

Les idées de l'Ecole de Vienne ont été étudiées, expliquées, filtrées, discutées même par deux professeurs de Bordeaux, Régis et Hesnard, dans leur livre, *la Psychoanalyse des névroses et des psychoses, ses explications médicales et extra-médicales.*

Mon ami Régis, après m'avoir envoyé cet ouvrage, m'écrivait le 30 juillet 1914 : « L'œuvre de Freud peut être jugée de façon différente et nous ne nous sommes pas privés, pour notre part, d'en faire la critique. Mais, outre qu'elle n'est pas, comme nous le disions, « sans grandeur », malgré son étrangeté, elle est tellement d'actualité, tellement répandue ailleurs, qu'il était temps, grand temps, de la faire connaître en France. Et il arrive ceci, c'est que notre exposé sert non seulement en France, mais à l'étranger, et que les Italiens, des Allemands même le lisent, pour voir clair dans la doctrine. Mon vieil ami, le professeur Enrico Morselli, terminait une leçon là-dessus en disant à ses élèves que les Français étaient seuls capables de clarifier ainsi de telles choses, » Régis termine sa lettre par ces mots : « Nous sommes comme vous dans l'attente anxieuse des événements. Je suis, moi, pessimiste. Puissé-je me tromper ! » Ses pressentiments étaient exacts. Son fils, aviateur, a succombé au champ d'honneur en octobre 1917. Régis, accablé, ne put se consoler, il s'affaissa peu à peu et mourut le 24 juin 1918.

La doctrine de Freud est en même temps une psychologie et une méthode[1]. Ce mot

---

[1] Nous avons déjà dit que le mouvement philosophique, sous l'influence de William James et de Bergson, était entré en lutte avec l'intellectualisme. Il y a eu, en outre, un renouveau de la pensée religieuse et du mysticisme avec Whitman, Carpenter, Tolstoï. L'esprit moderne est, de tous côtés, à la recherche de la vérité ou de la certitude, à la découverte du « caché », d'où la mise en évidence de tout fait psychologique ou sociologique. Il y a même un enthousiasme épidémique pour la *Christian science* avec recrudescence du prosélytisme des sociétés spirites et théosophiques.

Freud bénéficie de ces tendances si universellement adoptées. Il montre un procédé d'exploration pour *forcer l'entrée de l'inconscient*, décrit le déterminisme des phénomènes psychiques et leurs mécanismes, tels le *refoulement*, la *sublimation*, le *transfert*, et insiste sur l'instinct sexuel dont l'influence se fait sentir dans les premières années de la vie, d'où l'exagération évidente du pansexualisme.

Freud a eu des élèves distingués, ainsi Alfred Adler (psychologie de l'instinct conservateur, de l'instinct d'agression et de domination).

A Zurich, sous l'influence de Breuler, on a appliqué la

de *psychoanalyse* rappelait celui d'*analyse psychique* employé par le professeur Pierre Janet et d'autres neurologistes qui définissaient ainsi l'explication d'un fait psychologique compliqué par un fait de même nature, mais plus simple.

Il y a dans cette doctrine viennoise, disent les professeurs de Bordeaux, des outrances, des allures mystiques, et même des étrangetés, les fantaisies exagérées du dogme pansexualiste et avec cela un ensemble d'idées fondamentales de la psychologie et de la psychiatrie actuelles. Il faut donner à la Psychologie « les fondements puissants de l'activité incessante, de la vie infantile, de l'affectivité et des mouvements, expliquer la perpétuelle évolution dynamique par le jeu agissant de la mécanique instinctive, montrer que la psychonévrose est une pertur-

méthode aux psychoses (démence précoce, paranoia, mélancolie). L'étude de l'affectivité, des émotions, prend la plus grande importance.

A Genève, le professeur Flournoy étudie la structure et la dissociation de la personnalité, la médiumnité, les phénomènes religieux et mystiques. Claparède précise les conditions du sommeil, du jeu, de l'enfance, la valeur des témoignages. Le professeur Bovet insiste sur le mouvement pédagogique.

Cette agitation de la pensée humaine et surtout l'influence de Freud sur les travaux des médecins suisses méritaient, il nous semble, d'être précisées.

17

bation d'ordre émotif ou affectif dont l'épanouissement intellectuel est indissociable de son substratum organique. » — Tels sont, d'abord, les principes posés par Régis et Hesnard.

Dans un Rapport au Congrès de Londres, P. Janet[1] rappelle l'importance des souvenirs traumatiques dans les névroses, le rôle de ces souvenirs traumatiques, leur caractère sexuel. Ces trois problèmes avaient bien été mis en évidence par l'analyse psychologique.

Freud et ses élèves ont appelé celle-ci la *Pyschoanalyse;* ils désignaient sous le nom de *complexus* ce que Janet avait nommé « système psychologique », et même ils mettaient le mot de *catharsis* sur ce que le professeur du Collège de France désignait comme une dissociation des idées fixes ou comme une désinfection morale.

Donc, l'école de Vienne a pris les désignations de P. Janet, et leur a donné de nouveaux noms.

Mais Freud a publié un livre important sur la psychologie des rêves. Avant lui Maury, en 1861, étudiait *le Sommeil et les Rêves* et préten-

---

[1] *La Psychoanalyse,* rapport au Congrès de Londres 1903, reproduit dans le numéro mars-avril 1914 du *Journal de Physiologie normale et pathologique.*

dait que les passions et les désirs des hommes se manifestent plus librement dans le rêve que dans la pensée de la veille. Alphonse Daudet avait écrit : « Le rêve est une soupape ». Pour Freud, le rêve est la réalisation d'un désir plus ou moins dissimulé pendant la veille.

En résumé, l'analyse psychologique fait une hypothèse sur le rôle du souvenir traumatique. D'après la psychoanalyse cette hypothèse devient un principe général pour interpréter facilement toutes observations.

Entre les deux écoles, il existe une différence dans la façon dont chacune d'elles interprète le mécanisme des souvenirs traumatiques.

P. Janet constate les faits de suggestion, d'automatisme psychologique, de subconscience, d'abaissement de la tension psychologique. Pour Freud, il y a deux notions, celle de transfert et celle de la subconscience par refoulement. « Il y a transfert d'un sentiment d'amour sexuel que le sujet aurait éprouvé soit pour l'un de ses parents, soit pour une autre personne, et qu'il reporte maintenant sur son médecin. La suggestion et l'hypnotisme sont alors des phénomènes très simples qui consistent dans le transfert des tendances sexuelles du complexe « enfants-parents » au complexe « sujet hypnotiseur » (Janet). Pour l'école de Freud, la subconscience est le principe général et la définition *a priori* de toute névrose.

Ce seraient des troubles sexuels qui joueraient le rôle essentiel dans la pathogénie des névroses. Après des aventures sexuelles il y aurait des souvenirs traumatiques.

Les disciples de Freud expliquent ainsi comment, étant enfant, le sujet a aimé sa mère, est devenu ainsi le rival de son père, d'où inceste, et de là, formation dans son esprit du *complexe Œdipe*. Si l'enfant a eu l'habitude de sucer son pouce, le goût du piano qui « a un rapport très étroit avec des habitudes de masturbation », on peut dire que le sujet a eu de précoces perturbations sexuelles, de même pour les sensations relatives à l'anus chez les petits enfants. « L'anus est une zone érotique parcellaire. » Tous ces troubles sexuels et ces souvenirs sont la cause spécifique des névroses.

Freud y ajoutait une telle importance qu'il disait en 1896 que cette découverte pathogénique serait pour la neuro-pathologie ce qu'avait été pour la géographie la découverte des sources du Nil, soit la plus grande découverte de cette science au XIXe siècle. Ainsi la neurasthénie a pour cause la masturbation, la névrose d'angoisse provient du coït incomplet ou de l'abstinence exagérée. Mais Freud ne tarda pas à reconnaître ses exagérations et, dit notre ami Paul Ladame[1], il renonça à la découverte des sources du Nil.

Freud a encore insisté sur l'amour de l'enfant pour sa mère, puis en souvenir de cet amour, l'affection qu'il aura pour un garçon « qu'il aime ainsi en s'aimant lui-même » : c'est une sorte de *narcissisme* avec accompagnement de masturbation. Voilà bien, comme dit Janet, des constructions symboliques.

Le nombre et la variété des « aventures sexuelles » permettent de trouver cette cause dans le passé du sujet. Cela suffit à l'école des Freudians (c'est ainsi qu'on les nomme) pour affirmer que la névrose ne peut pas exister avec une vie sexuelle normale.

Il faut cependant reconnaître avec P. Ladame et Janet que, dans les trois quarts des cas, il y a réellement des troubles sexuels et des préoccupations de malades relatifs à ces troubles.

Mais, ajoute Janet, « dans bien des cas on peut établir que ces troubles sexuels, au lieu de

[1] Névroses et sexualité, dans *l'Encéphale*, 1913.

causer toute la maladie nerveuse, en sont, au contraire, toute la conséquence et l'expression. Je vois qu'aujourd'hui, 1912, M. Lyman Wells adopte cette manière de voir : « La vie sexuelle, dit-il, est dans notre civilisation assez difficile et elle devient une des pierres de touche de la puissance d'adaptation mentale. Les désordres de la conduite sexuelle sont une des manifestations les plus fréquentes et les plus inévitables des maladies nerveuses. » Ladame, dans l'article déjà cité, arrive aux mêmes conclusions.

En résumé, ajoute Janet, on connaissait le rôle considérable de la sexualité dans les névroses, mais, comme l'a dit Ladame, Freud a fait de cette notion le dogme de la pansexualité.

Le professeur de Vienne, en 1910, a dit qu'il faut « *sublimer* » le mot sexuel dans un sens moral et élevé, comprenant les émotions tendres et affectueuses. Pour M. Jung, l'instinct sexuel renferme tous nos vouloirs et tous nos amours : la *libido* est la véritable source de vie. Les poètes sont depuis longtemps de cet avis. N'est-ce pas Schiller qui a dit : « La faim et l'amour conduisent le monde. » Maître François est plus précis : « Tout pour la tripe ! » est-il écrit dans le chapitre LVII de *Pantagruel*.

M. P. Janet cite l'opinion de Freud sur le sens à donner au mot *instinct sexuel* qui n'est autre que l'expression *volonté de puissance*, dans l'œuvre de Schopenhauer ou *élan vital* dans la philosophie de M. Bergson.

Il y a, dans toutes ces variations d'interprétation des mots instinct sexuel, un véritable abus de langage, comme le remarque Paul Ladame[1], mort le 21 octobre 1919.

Si la psychoanalyse est une philosophie, une théorie au langage métaphysique, elle ne peut être l'ensemble de connaissances médicales positives à appliquer au diagnostic et traitement des malades.

« Plus tard, dit Janet, on oubliera les généralisations outrées et les symbolismes aventureux qui aujourd'hui semblent caractériser ces

---

[1] Le fils de notre ami, le Dr Charles Ladame, privat docent de l'Université de Genève, vient de publier une intéressante étude de psychologie pathologique sur *Guy de Maupassant*. Il juge que la psychoanalyse est au demeurant un habit neuf qui revêt des méthodes vieilles comme le monde. On peut toutefois appliquer quelques-uns des procédés de Freudisme. Ch. Ladame arrive à cette conclusion : « Si Maupassant, sa vie durant, fut un pessimiste, un révolté, un malheureux, en dépit de sa compréhension et de sa poursuite du bonheur, il le dut à sa constitution psychique d'insuffisant, conscient de son incomplétude qui le paralysait et le rendait incapable d'y remédier. *Son œuvre littéraire est un effort, resté vain, de libération.* »

études et les séparer des autres travaux scientifiques et on ne se souviendra que d'une seule chose, c'est que la psychoanalyse a rendu de grands services à l'analyse psychologique. »

Régis et Hesnard arrivent aux mêmes conclusions. Les névropathes sont des hyperactifs, des tendres ou des voluptueux incompris.

Or, pour Freud [1], toute tendance affective est une manifestation de l'instinct sexuel. « En conséquence de cette vue de l'esprit, Freud et ses élèves appellent *sexuels* des quantités de faits disparates comme la tendresse d'une mère pour son fils, le plaisir éprouvé par le nourrisson à teter, l'amour non conjugal des différents membres d'une famille entre eux, la plupart des formes de l'instinct chez l'enfant comme chez l'adulte, les plaisirs les plus légitimes, comme le sport, la danse. » Il y a donc dans la discussion de cette théorie une question de mots, et il ne faut pas que la psychoanalyse soit exclusivement de la psychoanalyse sexuelle, elle doit être une des méthodes de la psychologie générale. Les psychologues de Bordeaux sont pour toutes les idées « qui veu-

---

[1] Consulter les leçons du Dr Alphonse MœDER, *Guérison et évolution dans la vie de l'âme. La psychoanalyse, son importance dans la vie contemporaine*, Bascher, Zurich, 1918.

lent assurer à la psychologie les fondements puissants de l'activité inconsciente, de la vie infantile, de l'affectivité et des mouvements, expliquer la perpétuelle évolution dynamique de l'organisme psychique par le jeu agissant de la mécanique instinctive, montrer que la psychonévrose est une perturbation d'ordre émotif ou affectif dont l'épanouissement intellectuel est indissociable de son substratum organique. »

A. Hesnard a insisté récemment sur la méthode : « La psychoanalyse scientifique telle qu'on doit la concevoir a pour objet d'expliquer un phénomène psychologique complexe et apparent en remontant le long d'une chaîne d'association de phénomènes psychologiques plus simples (souvenirs, association d'idées, émotions, scènes imaginaires, désirs ou craintes, etc.) jusqu'aux tendances plus ou moins compliquées (complexes), inspirations ou mobiles de tous nos actes, dissimulées dans la sphère psychique ignorée du sujet, c'est-à-dire dans l'inconscient... De là cette recherche du *caché*. *Elle est une science d'exploration et de découverte des désirs et des craintes* et non une science d'observation, de description ou de pure critique. »

L'ÉROTISME DES VIEILLARDS

L'érotisme des hommes âgés est-il fréquent? On a cité des exemples historiques, et, au dernier siècle, les cas de Gœthe, de Victor Hugo, d'Ibsen. Nous connaissons le fait d'un médecin aliéniste distingué, auteur de travaux remarquables, marié et père de famille : à soixante-dix ans, devenu amoureux d'une de ses infirmières dont il eut des enfants qui lui ressemblaient. Il est mort à quatre-vingts ans.

Balzac, « ce docteur en médecine sociale » comme il s'appelait, s'est occupé de l'amour des vieillards. Dans la *Cousine Bette*, il y a le baron Hulot, intendant général, directeur au Ministère de la Guerre, etc., etc. Il eut huit maîtresses successives; la dernière, avec laquelle il se maria, après la mort de sa femme, fut Agathe Piquetard, sa fille de cuisine et le rebut de l'office : cette histoire est documentée, elle a la précision d'une observation clinique.

La deuxième partie de *Splendeurs et misères des Courtisanes* a pour titre : « A combien l'amour revient aux vieillards. » Le baron Frédéric de Nucingen cesse brusquement d'avoir une danseuse attitrée et s'amourache d'Esther van Gobseck. Sa conduite inquiète son médecin Horace Bianchon.

Molière avait d'ailleurs ridiculisé le quadragénaire amoureux dans *l'Ecole des femmes* : Arnolphe ou M. de la Souche est le jouet d'Agnès avec la complicité d'Horace.

Rappelons que Buffon, âgé de quarante-cinq ans, épousa par amour une jeune fille pauvre dont il était aimé. Il mourut à quatre-vingt-un ans. Le calme et la sérénité ne le quittèrent pas à ses derniers moments.

Dans la plupart des cas cités, on peut dire que, chez ces vieillards, ce sont des amours de tête, la puissance génitale est affaiblie. Quand il en est autrement, les particularités observées ont un caractère nettement pathologique.

On a constaté chez de nombreux centenaires la persistance des fonctions sexuelles. L'activité de celles-ci donne une longévité marquée.

Rappelons que les eunuques, ce troisième sexe, d'après Balzac, vieillissent rapidement, quel que soit le sexe : la peau est vite ridée, il y a surcharge graisseuse. Matignon a très bien décrit ce qui se passe chez les eunuques chinois, Pelican a fait de même pour les Skoptzy ou châtrés russes. On n'a pas observé d'eunuques ayant atteint un âge avancé.

C'est le contraire pour les hommes à appétit sexuel très marqué[1].

Thomas Parr, à cent deux ans, fut poursuivi et condamné pour attentat aux mœurs. Il se remaria à cent vingt ans et mourut à cent cinquante-deux ans.

Un Danois, nommé Drakenberg, mort à cent quarante-six ans, se maria à l'âge de cent six ans ; devenu veuf à cent trente ans, il devint amoureux d'une jeune fille qui refusa de l'épouser.

Ces hommes très âgés ont eu de nombreux enfants après quatre-vingts ans.

La plupart se sont mariés plusieurs fois, ont contracté trois et quatre mariages. De nombreux exemples ont été cités par Hufeland (*l'Art de prolonger la vie*), et montrent l'importance du mariage dans la prolongation de l'existence.

Les autopsies de ces longévites ont montré que les testicules étaient volumineux et lourds.

[1] Consulter : *Psychologie de l'instinct sexuel*, Dr Joanny Roux, 1899. — *Corrélations psycho-sexuelles*, par VENTURI, Lyon, Storck, 1899. — *La Vie sexuelle et ses lois*, par le Dr A. NYSTRÜM, 1910. — Le remarquable ouvrage d'HAVELOCK ELLIS, *Etudes de Psychologie sexuelle* ; trad. de Van Gennep, trois volumes : 1908, 1909 et 1911.

Malgré une vie débauchée, Tibère est mort à soixante-dix-huit ans, et Louis XV à soixante-cinq.

Gœthe avait une intelligence vive quand il mourut à quatre-vingt-trois ans. Un an avant, il finissait le second *Faust*. Metchnikoff dit : « C'est l'amour qui fut le plus grand stimulant du génie de Gœthe. » Rappelons qu'à soixante-quatorze ans il fut éperdument amoureux d'Ulrike Lentzow qui n'avait pas atteint sa vingtième année. Il aimait à danser avec elle, et écrivait à son fils qu'il se trouvait tout à fait dispos et d'esprit et de corps. Le grand-duc de Saxe-Weimar demanda, pour Gœthe, la main d'Ulrike : la mère de celle-ci refusa et, dit Eckermann, Gœthe, désappointé, fut sérieusement malade. Quelques années plus tard, il s'éprit d'amour pour Marianne Young, et, jusqu'à sa mort, il témoigne une admiration marquée pour les femmes. Le dernier jour de sa vie, il s'écrie dans son délire : « Regardez cette belle tête de femme, avec ses boucles sombres sur un fond noir ! »

Ibsen est mort à soixante dix-huit ans ; il tomba amoureux d'une jeune femme qu'il avait connue à Marienbad, et lui écrivait peu de temps avant des lettres enflammées.

Sur les portraits de tous ces vieillards « vigoureux », on remarque la conservation et l'épaisseur des sourcils. J.-J. Rousseau, lui-même, comme conséquence de ses pertes séminales provoquées, est aussi très sourcilleux.

Quelques exemples, mais plus rares, chez la femme. Ninon de Lenclos, septuagénaire, était encore assez belle pour inspirer un fol amour à un jeune abbé : elle mourut à quatre-vingt-dix ans.

DES DANGERS DE L'EXAGÉRATION SEXUELLE ET DE L'ABSTINENCE TOTALE

Il suffit d'abord de signaler les conséquences sévères de la syphilis et de la blennorragie.

Les anciens Hindous recommandaient de s'abstenir de temps en temps des rapports sexuels, estimant qu'il y avait avantage à la résorption de la sécrétion testiculaire. Pensaient-ils à l'effet utile des sécrétions internes ?

Les grands législateurs, Solon, Socrate, Moïse, Zoroastre, Mahomet, Luther, ont fixé la fréquence des rapports sexuels. De même, d'après le *Talmud*, les cohabitations sont quotidiennes pour les hommes jeunes et vigoureux.

Les excitations sexuelles sont nuisibles, tels, dit-on, le coït interrompu, la masturbation, la musique et la danse chez certaines jeunes filles. Ce n'est pas l'avis de Freud.

L'abstinence complète sexuelle peut avoir des effets nuisibles. Regaud *(Comptes rendus de l'Association des Anatomistes*, 1903) a montré que chez les cobayes mâles, privés de tout rapport sexuel, les testicules dégénèrent. D'où cette conclusion : « La continence forcée peut avoir pour conséquence des modifications importantes de l'épithélium séminal. »

Mingazini (1893) a fait les mêmes observations sur les femelles d'animaux tenues enfermées et privées de tout rapport sexuel.

Notre ami, le Dr Armaingaud, le 27 mai dernier, communique à l'Académie de Médecine : *les Amours des vieillards, au point de vue médical et social*. Il a observé, pendant une pratique de trente-cinq ans à Bordeaux, de nombreux vieillards, vigoureux et bien portants ; mais d'autres, retirés des affaires « après fortune faite », présentaient des signes d'affaiblissement moral et physique : on apprenait qu'ils avaient une maîtresse de vingt à trente-cinq ans, d'où des excès génésiques et décès après apoplexie, ramollissement, affection du cœur. Ces vieillards dînaient souvent en ville et rentraient tard : ils réalisaient ce double danger : un bon cuisinier et une jeune femme. Armaingaud a résumé les observations faites sur trente-huit vieillards. Il nous paraît que les excès de table ont ajouté une gravité spéciale aux manœuvres ou tentatives génésiques, le plus souvent ratées, malgré le nombre et la variété des excitants.

Armaingaud rappelle les amours de César, à cinquante-six ans, pour la jeune Cléopâtre, et l'affection extravagante de Henri IV, âgé de cinquante-sept ans, se travestissant en palefrenier pour voir Charlotte de Montmorency, âgée de seize ans.

Tous ces vieillards, retirés des affaires, riches, ou grands capitaines, ayant forcé leur talent, n'ont dû rien faire avec grâce.

M. Louis Barthou, dans *les Amours d'un poète*, nous a donné des documents inédits sur Victor Hugo. Nous allons exposer les particularités authentiques pour notre étude.

Dans l'appréciation du poète, il faut, sans doute, avoir connaissance de ses œuvres, mais il est aussi nécessaire d'être documenté sur la nature de l'homme, ses habitudes, ses passions et ses amours.

« L'amour, de quelque façon d'ailleurs que l'on entende ce mot complexe, a joué dans la vie de Victor Hugo un rôle auquel, seule, son ambition fut comparable. Sa jeunesse fut exceptionnellement chaste, mais, à partir de trente et un ans, la femme ne cessa d'occuper son âme et ses sens — plutôt ses sens, — jusqu'au jour où, dans son extrême vieillesse, la nature lui imposa un renoncement dont il ne s'accommoda pas volontiers. Le mariage lui donna huit ans d'un bonheur sans mélange. Heureux et confiant, il fut fidèle, sans qu'une tentation pût lui mériter un reproche ou même un soupçon. L'amour qu'il eut pour la mère de ses quatre enfants fut l'amour le plus pur de sa vie. Quand il douta, il souffrit cruellement, mais Juliette Drouet, sa première maîtresse, vint à point pour atténuer sa torture, et leur union dura près de cinquante ans. »

En 1872, à soixante-dix ans, il devient amoureux de Blanche, la femme de chambre de Juliette Drouet, « une belle fille de vingt-trois ans, aux yeux vifs, à taille élancée. » Le vieux grand Homme, avec l'imprudence du graphomane, relatait sur un carnet les étapes de ses bonnes fortunes, en latin ou en espagnol. Blanche s'appelait *Alba* dans cette comptabilité amoureuse, de septembre 1872 à juillet 1873.

Blanche quitta le service de Mlle Drouet, et

en août, à Paris, elle rencontra Victor Hugo.
« Le carnet laisse entendre qu'ils payèrent
de nombreux plaisirs la peine de leur absence. »

Juliette Drouet s'apercevait que Victor Hugo,
malgré son âge, avait des émotions de tendresse exclusivement provoquées par ses petits-
enfants, mais était d'une complexion amoureuse
qui cherchait souvent à s'épancher. Le grand
Homme recevait des visites d'actrices ou d'autres
femmes de lettres, et les entretiens étaient trop
prolongés. Juliette en surprit et menaça Victor
Hugo de le quitter. Alors « il puisait dans
son génie qui, lui non plus, n'avait pas vieilli,
le moyen de l'apaiser et de la retenir ». Il écrivait : *A une Immortelle* et *le Livre de l'Anni-
versaire;* il aimait toujours « sa vraie épouse »,
« sa compagne éternelle », mais il ne lui fut pas
fidèle. « Blanche était restée dans sa vie, à l'état
de maîtresse entretenue, et d'autres femmes y
étaient entrées. Son tempérament défiait l'âge
et, à soixante-quinze ans, redoutait qu'un
excès de chasteté nuisît à sa santé! » Il eut
quelques troubles cérébraux, et son médecin,
le professeur Germain Sée, lui conseilla de
cesser les prouesses amoureuses. Victor Hugo,
après un moment de réflexion, répondit : « C'est

bien, docteur, j'obéirai. Mais, tout de même, la nature devrait avertir. »

Il avait eu cependant un avertissement prémonitoire ; la contrainte par corps s'effectua le 28 mars 1878, à la suite d'une attaque avec paralysie. Mme Juliette Drouet surprit une lettre de Blanche : elle menaça alors Victor Hugo de l'abandonner, fit une courte absence, revint et lui dit : « Ta gloire qui éblouit le monde éclaire aussi ta vie. Ton aube est pure, il faut que ton crépuscule soit vénérable et sacré. Je voudrais, au prix de ce qui me reste à vivre, te préserver de certaines fautes indignes de la majesté de ton génie et de ton âge. » Ces paroles sont dignes de l'intelligence et du cœur de cette grande amoureuse.

En août 1880, il semble que Victor Hugo n'a pas renoncé à « ses habitudes dangereuses, à tous les plaisirs funestes ». M. Barthou dit que cet aveu donne à réfléchir ! « Il y avait dans ce très grand homme un peu plus qu'un homme. Il était supérieur ou étranger aux conditions normales de la vie. »

Mme Drouet, atteinte d'un cancer, supporta stoïquement son mal et mourut le 11 mai 1883 : elle fut enterrée dans le cimetière de Saint-Mandé, près de sa fille Claire. « Cette pierre là-bas dans l'herbe est un tombeau », avait ainsi désigné la place où repose Juliette Drouet, l'amante qui reçut ce billet : « *Je t'aime, cinquante ans d'amour, c'est le plus beau mariage.* » Il lui a survécu deux ans.

Auguste Comte (1898-1857) peut aussi être inscrit sur la liste de vieillards amoureux et mystiques. Dans un des derniers numéros de la *Revue Positiviste internationale*, M. Emile Corra, président du Comité positif occidental, s'exprime ainsi dans un article consacré à *la naissance du génie d'Auguste Comte :* « Malgré son amour de l'étude, Auguste Comte était, en effet, très différent d'un ascète ; il avait, de son propre aveu, *la passion des femmes*, et cette passion, qui devait lui inspirer, à la fin, l'amour idyllique et mystique de Clotilde de Vaux, auquel il dut une béatitude paradisiaque, le poussait volontiers à des folies[1]. Elle le rendit peu scrupuleux sur le choix de ses objets ; elle lui fit entretenir avec une femme mariée des relations clandestines d'où naquit un enfant qui mourut du croup dans sa neuvième

[1] *Lettres à Vallat*, p. 19, 41, 47, 65, 84.

année, et, plus tard, elle le poussa à contracter un mariage insensé qui empoisonna la plus grande partie de sa vie. » A. Comte est mort dans sa soixantième année, après avoir organisé un véritable culte en souvenir de Clotilde de Vaux. Selon les instructions qu'il avait données, le corps du fondateur du positivisme, raconte le Dr Robinet, fut placé dans son cercueil, la main droite sur son cœur et tenant embrassé le médaillon que Clotilde de Vaux lui avait offert, garni de ses cheveux, en l'appelant le *don du cœur*[1]. On consultera avec intérêt le livre remarquable de Georges Dumas : *Psychologie de deux Messies positivistes, Saint-Simon et Auguste Comte* (1905) ; — l'ouvrage de Charles de Rouvre : *l'Amoureuse Histoire d'Auguste Comte et de Clotilde de Vaux ;* — les volumes consacrés par *l'Eglise et l'apostolat positiviste du Brésil* à Clotilde de Vaux (née Marie) et à Auguste Comte ; Rio de Janeiro, 1918.

[1] Le Dr Robinet (*l'Œuvre et la Vie d'Auguste Comte*, in-8°, Paris, 1860) dit à propos du mariage d'A. Comte : « Le 19 février 1825, malgré sa famille, il épousait « la « femme qu'un entraînement fatal le poussait à s'asso- « cier ! » c'était Caroline Massin, fille publique, inscrite sur les registres de la Préfecture. »

L'AMOUR CHEZ LES FEMMES AGÉES

Brantôme, auquel on a reproché de tout dire, mais non de ne pas avoir observé, a écrit un chapitre très curieux « sur aucunes dames vieilles qui aiment autant à faire l'amour comme les jeunes[1] ». Brantôme adopte l'opinion, qu'il attribue à une dame âgée de la Cour d'Espagne, « que nulles dames belles ou au moins peu sont vieilles de la ceinture jusqu'au bas, aussi bien pour la beauté que pour le désir sexuel. »

« J'ai cogneu, dit-il, une abbesse de Tarrascon, sœur de madame d'Usez, de la maison de Tallard, qui se defroqua et sortit de religion en l'aage de plus de cinquante ans, et se maria avec le grand Chanay, qu'on a veu grand joueur à la cour...

« Force autres religieuses ont fait de tels tours soit en mariage ou autrement, pour taster de la chair en leur aage tres-meur. Si telles font cela, que doivent donc faire nos dames, qui y sont accoutumées dez leurs tendres ans ? »

[1] *Mémoires de M. Pierre de Bourdeilles, seigneur de Brantôme, contenans les vies des Dames galantes de son temps,* tome second, p. 229 et suivantes, à Leyde, chez Jean de la Tourterelle, MDCCXXII.

Brantôme a seulement « ouy raconter à aucuns qui les ont pratiquées », qui les ont visitées de bas et de mitan, et cuisses et jambes, qu'elles « avoyent le tout beau, et la volonté et la disposition pareille au passé ».

Le Seigneur de Brantôme cite de nombreux exemples de conservation de la beauté, en général chez la femme âgée :

« J'ay veu madame la Duchesse de Valentinois, en l'aage de soixante-dix ans, aussi belle de face, aussi fraische et aussi aymable, comme en l'aage de trente ans ; aussi fut-elle fort aymée et servie d'un des grands Roys et valeureux du monde..... J'ay vu madame la marquise de Rothelin... J'ay veu madame de la Bourdesiere aussi belle sur ses vieux jours que l'on eust dit qu'elle estoit en ses plus jeunes ans... », et les « j'ay veu » sont nombreux.

H. Guéneau de Mussy[1], s'adressant aux jeunes médecins, faisait remarquer l'existence de faits difficiles à observer au début de la carrière médicale. Aussi a-t-il consacré une leçon à *l'érotisme de la ménopause*, trouble pris comme désignation de l'éveil du sens génital au moment de la ménopause, trouble « qui,

[1] *Clinique médicale*, t. II, p. 342, Paris, 1875.

très probablement, est plus commun que n'autoriserait à le supposer le silence des gynécologues ».

Guéneau de Mussy cite plusieurs observations très concluantes et compare cet éveil tardif à l'éveil précoce prépubère qu'il a aussi bien observé. « On voit des enfants non menstruées éprouver et manifester des désirs précoces qui s'adressent parfois aux gens les moins faits pour les inspirer. J'ai reçu les confidences de mères épouvantées de ces dispositions qui trop souvent aboutissaient à des excès solitaires et qui plus tard faisaient place à l'honnêteté la plus pudique de la vertu la plus irréprochable. »

Cet auteur trouve curieuse cette évolution des sensations et des instincts qui encouragent à l'exercice de la fonction sexuelle se produisant aux approches de la vie menstruelle et à l'autre extrémité de cette période de la vie : « quand l'ovaire va rentrer dans le silence, quand l'appareil générateur va s'atrophier et ne comptera plus dans l'organisme, quand la vie individuelle subsistera seule, survivant à la vie de l'espèce, il est curieux de voir ces mêmes exagérations sexuelles se reproduire en dehors du but qui les explique ».

Notre ami, le Dr C. Tournier, ancien chef de clinique à la Faculté, nous a fréquemment entretenu depuis plusieurs années de sa conception de l'évolution de l'instinct génital. Il ne s'étonne pas de ce rapprochement entre la puberté et la ménopause, et fait observer qu'en dressant — en regard l'un de l'autre — un tableau des phénomènes physiologiques et pathologiques décrits par les auteurs pour la puberté et pour la ménopause, il y a analogie extrêmement frappante. Sachant d'ailleurs par des observations analogues à celle de Guéneau de Mussy la fréquence de l'éveil des sens à la ménopause, il appelle volontiers la ménopause *une puberté sensuelle*, qualifiant la puberté de la fillette du nom de *puberté maternelle*, c'est-à-dire d'aptitude à la maternité. A cette dernière se rattache une tension des centres nerveux incitant à une recherche physique du mâle — mais assez rarement —; plus souvent il y a simple excitation sentimentale, sans aucune idée de sexualité. En tout cas, les sensations génitales profondes, les rêves voluptueux, les pollutions involontaires — toujours observées dans l'évolution pubère masculine — sont des exceptions — et précisément elles sont fréquentes — dans la puberté ménopausique. Même les sensations sexuelles qui accompagnent parfois la première puberté féminine ne sont pas d'ordinaire du type « détumescence », suivant l'expression d'Havelock Ellis.

La détumescence de la fonction de reproduction se fait chez la femme jeune par l'écoulement menstruel ou par la grossesse et l'accouchement.

Les femmes âgées, qui veulent bien se souvenir et raconter, distinguent réellement ces sensations de tumescence, pourrait-on dire, de gonflement agréable, des sensations expulsives sexuelles, venues plus tard, vers la fin de la vie maternelle, des sensations d'ailleurs nuisibles à l'évolution d'une grossesse. Les rêves érotiques qui marquent chez un grand nombre, probablement chez la majorité des femmes, le début des sensations voluptueuses de détumescence, comparables aux sensations de l'homme, annoncent cette puberté sexuelle aux approches de la ménopause, quelques années avant d'ordinaire, mais parfois plusieurs années après, à plus de soixante ans, dans quelques cas.

Les bouffées de chaleur et autres phénomènes dits de la ménopause s'observent de même à une date très variable de celle de la cessation des règles, contrairement à ce qui est enseigné.

Cette puberté tardive de la femme ne s'accompagne d'ailleurs pas toujours, peut-être même souvent ne détermine pas de sensation du domaine érotique ou de sensations jugées par les femmes comme de ce domaine.

La tension nerveuse qui est en somme le phénomène essentiel, cette tension qui est trophique comme à la première puberté, avec développement adipeux ou développement pileux, peut ne se manifester que dans un domaine périphérique ou viscéral.

Les bouffées de chaleur, les accès de faim angoissante, des crises de pollakiuries, certaines crises rectales de douleur ou pesanteur, des crises d'agitation, d'étouffement, des angoisses, pour ne citer que quelques variétés, peuvent être considérées comme des manifestations d'excitabilité du système nerveux génital.

Cette puberté seconde fait un renouveau, détermine une deuxième jeunesse : elle est une impulsion vitale, utile ou nuisible, suivant l'état des organes au moment où elle survient. Des cardiaques meurent parfois, à la suite de phénomènes vaso-moteurs, ajoutant leur action à celle de la lésion. Des tuberculoses anciennes peuvent se réveiller aussi, par suite de poussées congestives.

Plus souvent son rôle est utile. C'est bien un renouveau de santé qui est survenu, et fréquemment il y a aussi un renouveau moral.

Mais la phase pubérale est d'une durée limitée, semble-t-il, durée cependant de quelques années.

Qu'advient-il ultérieurement? Une précision absolue est difficile. Souvent, le plus souvent, il y a un épuisement considérable. Est-ce que toute tension nerveuse périodique, liée à l'instinct sexuel, cesse? C'est possible parfois, comme on l'enseigne dans les livres.

Et ce défaut de tension nerveuse ne serait pas favorable à la prolongation de la vie, suivant le Dr Tournier, qui subordonne à cette tension l'état de sensibilité des plexus nerveux sympathiques pelviens, et à cette sensibilité une réaction dans le domaine du grand sympathique et du système nerveux général. De là dépendent surtout la cénesthésie générale, la sensibilité subjective de l'individu. En l'absence de cette subjectivité, on voit évoluer les lésions organiques les plus graves sans douleur, mais aussi sans réactions défensives, — tumeurs ou tuberculose, par exemple. Cette opinion résulte pour le Dr Tournier des longues recherches qu'il a poursuivies, que le professeur Jaboulay avait aussi envisagées dans un autre ordre d'idées, ayant réussi, par un traitement direct de distension et compression, à modifier la sensibilité des plexus pelviens.

Tournier a des observations assez nombreuses de conservation des sensations génitales, surtout en rêves, et, les confessions en cette matière étant difficiles à obtenir chez les femmes âgées, il croit le fait relativement fréquent. En tout cas assez fréquentes sont les observations où les manifestations nerveuses équivalentes existent, et cela est d'observation facile.

Une hyperesthésie notable des plexus pelviens reste morbide à n'importe quel âge, mais si elle provoque des malaises infinis, après les premières manifestations, après l'orage de puberté qui a pu être nuisible, cette hyperesthésie n'est pas contraire à la longévité. Elle est l'origine de ces malades toujours se plaignant, toujours se croyant près du tombeau et ne mourant que très tard. Elle est source, lorsqu'elle se manifeste par de l'agitation, de ces vieilles femmes jamais au repos, allant et venant sans cesse, causant seules, taquinant tout le monde au-

tour d'elles, source du type de la vieille sor-
cière.

Un degré moyen de tension nerveuse et
d'hyperesthésie des plexus pelviens sympathiques paraît l'état le plus favorable à la
longévité et à la belle vieillesse. La vie physique est mieux défendue par les réactions
vaso-motrices persistantes et qui ne sont
gênantes que par moments : bouffées de chaleur, vertiges, besoin de sucer une pastille ou
du chocolat, parfois petits accès d'angoisse.

La vie psychique persiste, élargie comme
après la première puberté, le cerveau est
devenu plus apte à comprendre et à aimer
autour de soi, à sortir de l'égoïsme. C'est l'âge
des amitiés fidèles, peut-être des véritables
amitiés amoureuses ; c'est l'âge aussi de l'amour
de la famille agrandie, de l'amour des tout
petits, qui ont besoin de la mère-grand.

Ainsi, chez la femme peut persister l'instinct
de reproduction qui, alors que la reproduction
n'est plus possible, tourne cependant encore
au profit de l'espèce.

Antoine Mollière[1], père de deux savants mé-

---

[1] Ant. MOLLIÈRE, *Philosophie de la vieillesse selon Cicéron et Mme Swetchine*, in-18, Lyon, Josserand, 1876.

decins lyonnais, fait observer qu'à la différence
de Cicéron Mme Swetchine, russe d'origine,
s'occupe de la femme : « Ce qui est vrai pour les
vieux, dit-elle, l'est bien davantage encore pour
les vieilles... La jeunesse est la plus belle fleur
qui soit au monde, mais la vieillesse est le plus
savoureux des fruits. Il y a plus de sucre dans
le fruit mûr que dans le fruit vert... La vieille
femme, selon le monde, qui n'a pas même,
comme les vieillards, comme les anciens, un
nom dans le style élevé ; elle est tellement au
rebut que jusqu'à ceux qui prétendent l'hono-
rer doivent éviter de la nommer et recourir à
une périphrase... La pauvre vieille femme (et
sa tâche commence tôt) est un être qui n'a
vraiment aucune place au soleil. Au foyer
domestique son droit est précaire et contesté ;
hors de la vie réelle, elle n'est pas mieux
partagée. » Terminons en rappelant l'opinion
de La Fontaine, dans sa fable : *l'Homme entre
deux âges et ses deux maîtresses* (liv. I, 19) :

Deux veuves sur son cœur eurent le plus de part :
L'une encor verte et l'autre un peu bien mûre.

VICES ET PASSIONS DU VIEILLARD
SA PSYCHOLOGIE

Les défauts réels et les vices ou passions qui rendent le vieillard insupportable résultent du développement exagéré des instincts de conservation et de domination. Les moteurs affectifs (reproducteur, nutritif, destructeur) forment la base de l'égoïsme.

Tous les péchés capitaux sont des manifestations instinctives, les effets d'une *nature mauvaise*, selon une expression d'autrefois. Ils sont importants comme indices de défectuosité, et révélateurs d'une psychologie spéciale.

On ne doit pas s'étonner de retrouver ici des renseignements précis sur l'interprétation que l'Eglise et le Droit Canon donnent aux divers péchés. Les Pères de l'Eglise ont été de sérieux observateurs de la *nature mauvaise*, des psychologues précis et subtils.

Certainement les jeunes gens, prompts à la critique, et même les quadragénaires ne liront pas notre livre et n'auront pas la surprise de rencontrer un chapitre de Catéchisme. Mais quelques lecteurs de cinquante à soixante-dix ans rafraîchiront d'anciens souvenirs d'enfance, et les autres trouveront là matière à philosopher. Tout cela éclaircira la psychologie de la vieillesse.

Nous empruntons ce qui suit aux *Instructions générales en forme de Catéchisme*, etc., par Messire Charles-Joachim Colbert, évêque de Montpellier, Paris, MDCCVII [1] (p. 210) :

« Il y a des péchés spirituels : ils ont leur consommation dans l'esprit et dans le cœur, tels l'orgueil, l'envie, la paresse.

« D'autres, les péchés charnels, ont leur consommation dans la chair : la gourmandise, la luxure.

« D'ailleurs, la nature humaine est faible, et il y a des péchés de fragilité, des péchés de malice, d'habitude, d'ignorance.

« Les péchés capitaux sont les sept chefs principaux auxquels on peut réduire tous les péchés qu'on peut commettre. On les nomme ainsi parce que chacun d'eux est la source, le principe de plusieurs autres. Ce sont : l'orgueil, l'avarice, l'impureté, la gourmandise, l'envie,

---

[1] C'est le plus complet, le plus clair, le meilleur des catéchismes que j'ai consultés. Je ne dis rien des *Catéchismes de persévérance* qui s'adressent aux fidèles jusqu'à leur vingtième ou vingt-cinquième année.

la colère et la paresse. Ils ne sont pas toujours des péchés. »

L'*orgueil*, dit saint Augustin, est un amour déréglé de soi-même et de sa propre excellence, qui fait que, au lieu de s'attacher à Dieu et de lui rapporter toute chose, on rapporte tout à soi-même. C'est le premier, le plus grave et le plus dangereux de tous les péchés. Le démon est appelé le Roi des orgueilleux.

Il y a quatre espèces d'orgueil : se glorifier en soi-même des avantages du corps ou de l'âme, croire que ces avantages ont été donnés par Dieu pour récompenser notre mérite, s'attribuer des avantages qu'on n'a pas, mépriser les autres. Il en résulte d'autres péchés tels que la vaine gloire, la désobéissance, se louer soi-même, l'hypocrisie, l'obstination et l'attachement à son propre sens, la discorde, les divisions et les animosités. l'ambition.

Le remède de l'orgueil est l'humilité.

L'*avarice* est l'amour déréglé des biens temporels On reconnaît qu'on y attache son cœur à l'une de ces cinq marques : joie immodérée de les posséder et grande affliction pour leur perte ou privation, se les procurer ou les conserver par des voies injustes, les rechercher avec empressement et les conserver avec cupidité, en user sans nécessité pour satisfaire l'orgueil, la sensualité ou la curiosité, quand on ne donne pas aux pauvres tout ce qui est au delà du nécessaire. « La plupart des chrétiens se perdent par l'avarice. Le malheur est, que presque aucun n'y fait attention. » Les causes de l'avarice sont l'orgueil, la curiosité et la sensualité. On peut ainsi par les biens de ce monde satisfaire une de ces trois passions ou toutes les trois ensemble. Saint Paul dit que l'avarice est la racine de tous les maux.

La *luxure (l'impureté)* est « un péché dont les chrétiens doivent avoir tant d'horreur, qu'ils ne devraient pas même le connaître ». Ses causes sont l'orgueil, la bonne chère, l'abondance, l'oisiveté, la dureté pour les pauvres.

La *gourmandise* est un amour déréglé du boire ou du manger, ainsi quand on mange ou boit avec excès, avec avidité, avec trop de dépense, par la recherche des viandes ou des vins trop exquis. La gourmandise la plus dangereuse est l'ivrognerie : saint Paul dit que les gourmands n'ont pas d'autre Dieu que leur ventre.

L'*envie* est un déplaisir que nous sentons en nous-mêmes lorsque le prochain possède, ou est en état de posséder des avantages spirituels ou temporels, qui blessent notre amour-propre. Ses causes sont le plus souvent l'orgueil et quelquefois la sensualité ou l'avarice. Les suites de l'envie sont : la haine du prochain, le désir de lui nuire, la joie du mal et la douleur du bien qui lui arrive, les calomnies, la médisance.

La *colère* est une émotion déréglée de l'âme qui nous porte à rejeter avec violence ce qui nous déplaît. Les passions sont les mouvements et les inclinations déréglées de l'âme, tels l'orgueil, la sensualité, la curiosité, l'avarice.

La *paresse* est une lâcheté et un dégoût qui nous fait plutôt omettre notre devoir que de nous faire violence. Ainsi, quand on ne s'acquitte pas de ses emplois, qu'on néglige les obligations de son état, quand on est oisif et fainéant, quand on ne s'occupe qu'à des bagatelles (visites, conversations inutiles, jeux, divertissements). Ses causes sont l'orgueil, la sensualité et la curiosité. Ses suites sont l'aversion du travail, le trop dormir, le découragement, la haine de la vérité, la dissipation de l'esprit, l'endurcissement du cœur et plusieurs autres.

En résumé, les sept penchants personnels,

c'est-à-dire égoïstes, existent aussi bien chez les animaux que chez nous. Est-ce cet ensemble que Renan appelait « l'immondité de la Nature » ?

Le vieillard est-il toujours vraiment avare ? Tous les vieillards ne le sont pas, et, parmi ceux qui ont ce vice, ce péché capital, ne se trouve-t-il pas des hommes qui pendant leur existence, à tout âge, ont donné des signes d'une disposition à amasser. Ils sont économes, prévoyants, craignant la maladie, une infirmité, et regardent comme indispensable de mettre de côté le nécessaire pour remédier à pareille situation. D'ailleurs, les collectionneurs de tout ordre ne sont-ils pas aussi des conservateurs d'objets dont la possession est limitée ?

L'orgueil se tourne aisément en cruauté, dit Bossuet, ce très grand prosateur. En effet, les persécuteurs sont souvent des orgueilleux. L'orgueil ne veut pas devoir et l'amour-propre ne veut pas payer (La Rochefoucauld). L'orgueil, chez la femme, est souvent le mobile de l'amour (G. Sand). On sait bien que les parvenus sont les plus orgueilleux des hommes. C'est donc un second péché capital assez fréquent chez le vieillard, moins cependant que l'avarice.

Celle-ci, observée chez presque toutes les personnes âgées qui deviennent avares, avaricieuses ou regardantes, c'est toujours le même égoïsme, mais plus ou moins accusé.

En troisième ligne, il faut placer la gourmandise. De nombreux vieillards sont gourmands, portés sur leur bouche, assez intempérants, atteints du *ventrualisme* dont parle Rabelais. Il disait aussi : Paresse et nonchaloir sont les gouvernans des ruffeneryes [1].

Les organes des sens sont tous plus ou moins atteints : d'abord les deux sens esthétiques permettant d'idéaliser, la vision et l'audition, sont toujours diminués ; le toucher, l'odorat se maintiennent plus longtemps ; Bichat observe que *le goût est le dernier fil auquel est suspendu le bonheur d'exister*.

Quelques vieillards sont sujets à l'envie et à la colère, cette folie momentanée, d'après les anciens. Plus rares encore se rencontrent ceux

---

[1] La sobriété calme les excitations génésiques. Les Grecs l'avaient appelée Sophrosyne ou gardienne de la Sagesse. Ils avaient élevé des statues au mariage avec cette inscription : à l'Hymen qui retarde la vieillesse.

atteints de luxure ou de concupiscence et de paresse. Ces trois dernières manifestations d'instincts égoïstes sont souvent les premiers signes d'un état pathologique.

Le vieillard, devenu égoïste à un très haut degré, ne présente plus de marques d'altruisme, de sympathie, d'affection pour les siens, de bonté. C'est l'avis de La Fontaine : la vieillesse est impitoyable !

A propos de l'*état moral*, Noirot, dans son livre, s'exprime ainsi :

« Il en est des passions comme des richesses. Si ce sont de bonnes servantes, ce sont de mauvaises maîtresses. » Buffon fait cette réflexion mélancolique : « Si on observait les hommes on verrait que presque tous mènent une vie timide et contentieuse, et que la plupart meurent de chagrin. » D'après Frédéric Hoffmann : il meurt plus d'hommes par l'esprit que par le corps.

Ces réflexions ou sentences sont inexactes ou au moins exagérées.

Les passions, ou les *fièvres de l'âme*, comme les appelait Platon, sont souvent affaiblies chez les vieillards. Mais il leur reste l'espérance, « cette nourrice de la vieillesse » selon Pindare, mais grande *piperie*, d'après Montaigne. Ils ont aussi des souvenirs agréables, ces espérances des anciens temps. On peut, comme l'a dit André Chénier, «-refeuilleter sans cesse et son âme et sa vie... »

Héraclite, maussade et sombre, ne riait jamais, il mourut amaigri et décharné à soixante ans. Par contre, le joyeux Démocrite, toujours riant, vécut gras et dispos jusqu'à cent quatre ans. Les anciens affirmaient que le rire retardait la vieillesse : si Vénus restait fraîche et belle, c'était à cause des jeux, des ris et des grâces qui étaient toujours auprès d'elle.

Un vieux médecin disait à un client âgé : « De la gaieté, de l'exercice, point d'excès, et moquez-vous de moi. » Voilà un programme qui, exécuté à la lettre, donnera certainement des résultats.

L'*Ecclésiaste* proclame : « La joie prolonge la vie ». Voltaire disait qu'il était arrivé à un âge avancé grâce à l'amour du travail et à la gaieté.

La fin de la vie ne doit pas nous effrayer d'avance. Notre existence se terminera fatalement et il faut attendre la déclaration à la mairie de notre décès, déclaration que nous ne connaîtrons jamais.

Nous parlerons, à propos de l'*exercice*, du

genre de vie, qui convient au vieillard : exercices physiques et travaux intellectuels. Il faut entraîner et maintenir systématiquement un mécanisme en se basant sur des connaissances anatomo-physiologiques, c'est-à-dire obtenir un équilibre aussi normal et convenable que possible. On évitera des réflexions semblables à celles que faisait Mme de... sur un moraliste : « Ce pauvre Joubert, il a l'air d'une âme qui a rencontré un corps par hasard et qui s'en tire comme elle peut. »

L'aspect d'un vieillard grotesque est vraiment pénible.

La variété dans le travail ne fatigue pas, délasse même. On sait que Michel-Ange Buonarotti faisait successivement de la sculpture, de l'architecture, passait à la peinture, puis écrivait en vers les *Canzoni* ou bien des sonnets : ainsi s'est égrenée sans ennui ou langueur l'existence de ce *Nonante*[1].

[1] Nous devons aussi mentionner que Lord Chesterfield, homme d'esprit, très instruit, modèle du bon ton, gentilhomme distingué et brillant homme d'Etat, ami de Voltaire et de Montesquieu, a écrit de 1738 à 1768 des *Lettres à son Fils*, 2 vol. (traduits par Amédée Renée, Paris, Laffitte, 1842), vraiment remarquables, affectueuses, accompagnées de conseils sur la conduite à adopter dans le monde, la manière et les soins à apporter dans les

Voltaire avait dans son cabinet de travail cinq pupitres : sur chacun se trouvaient les matériaux d'un mémoire ou d'un livre en préparation : il est mort plus qu'octogénaire.

Ces vieux travailleurs [1] réglaient leur vie d'une façon précise : l'heure du lever, des repas, de la promenade, du coucher et du sommeil, était précisée et la discipline rigoureusement suivie.

L'habitude est une impérieuse maîtresse d'école. Hippocrate a reconnu que les habitudes anciennes, même lorsqu'elles sont mauvaises, troublent moins que les choses inaccoutumées.

Réveillé-Parise [2] insiste sur les efforts soutenus, la persévérance des grands hommes. Le génie est une longue patience ou une attention inlassable. La lecture de cette très belle page montrera les triomphes de la sublime folie de la gloire comme dit l'auteur : « Les véritables grands hommes savent attendre et souf-

relations. Lord Chesterfield est mort en 1773, presque octogénaire.

[1] *Sir Humphry Davy, les derniers jours d'un philosophe, entretiens, etc.* Traduit de l'anglais, par Camille FLAMMARION, Paris, 1869.

[2] *Physiologie et Hygiène des hommes livrés aux travaux de l'esprit, etc.*, 2 vol., 3ᵉ édition, Paris, 1839, page 53.

frir; car, en général, le présent est dur aux hommes taillés pour la postérité. Que n'a pas fait Démosthène pour devenir le prince des orateurs? Virgile mit onze ans à composer son *Enéide*, et la jugea indigne de voir le jour. Newton n'a expliqué le système de l'univers qu'en *y pensant toujours;* il employa trente ans à faire ses expériences d'optique. Keppler recommença d'immenses calculs pour trouver une erreur; son inquiétude fut telle qu'il craignit d'en perdre la tête : *Diù nos torserat... ad insaniam.* Michel-Ange étudia, dit-on, pendant douze ans, le scalpel à la main, les muscles du corps humain. Le livre d'Harvey, *Exercitatio de motu cordis,* où il démontre sa grande découverte de la circulation du sang, lui coûta vingt ans de travail. Pascal a refait jusqu'à dix fois des morceaux que tout autre eût trouvés admirables dès la première. Buffon a passé, de son aveu, cinquante ans à son bureau ; on sait qu'il écrivit dix-huit fois de sa main ses *Epoques de la nature.* Malgré sa prodigieuse facilité, Voltaire ne perdait pas un instant ; toujours au travail, telle était sa devise. Si Montesquieu a retrouvé les titres du genre humain, c'est au prix des plus grands travaux ; il mit vingt-cinq ans à composer son *Esprit des*

Lois [1] ». Rappelons que Lamarck, âgé de soixante-cinq ans, a écrit la *Philosophie zoologique*. Un autre vieillard a fait connaître les conditions du darwinisme.

Les hommes de talent supérieur, ou même de génie, ont conçu et entrepris leur œuvre vers la maturité de l'âge, mais ils l'ont continuée pendant leur vieillesse. C'étaient bien des exemples à citer pour montrer l'utilité d'une occupation intellectuelle chez les vieillards.

Quelles que soient les séductions de la vie, on ne peut prétendre à une existence toujours heureuse. « Il faut compter, a dit Mme de Lambert [2], qu'il n'y a aucune condition qui n'ait ses peines : c'est l'état de la vie humaine ; rien de pur, tout est mêlé. C'est vouloir s'affranchir

[1] Des conquérants ont exagéré leur mérite : Alexandre se déclare « le Bacchus de l'Inde » ; César, d'après Suétone, disait de lui : « On trouve à la fois dans ma famille la sainteté des rois, qui sont les maîtres des hommes, et la majesté des dieux, qui sont les maîtres des rois. » Napoléon prit le titre de « l'Homme du Destin ». Il a osé dire : *Les hommes sont des pourceaux qui se nourrissent d'or ; eh bien ! je leur jette de l'or pour les conduire où je veux !*

[2] *Traité de la vieillesse*, par Mme la marquise de Lambert à Mademoiselle sa fille ; c'est un chapitre du livre ayant pour titre : Avis d'une mère à son fils et à sa fille, et autres ouvrages de Mme la marquise de Lambert, à la Haye, chez Jean Neaulme, MDCCXLVIII.

de la loi commune que de prétendre à un bonheur constant. »

Voltaire écrivait, à soixante-dix ans, une lettre enflammée à d'Alembert, sur le supplice de la Barre. Dans sa correspondance, ses derniers volumes, on sent son amour pour le bien public et le bonheur des hommes.

Gœthe montre des qualités analogues dans ses entretiens avec Eckermann : c'est un beau vieillard, d'une sérénité olympienne; s'intéressant aux manifestations artistiques et aux progrès de la science. Il admirait la littérature française, surtout Diderot; dans sa chambre, un seul tableau : le portrait de J.-J. Rousseau; il reconnaît qu'il était redevable aux savants français des développements de son esprit.

Ceux qui ne travaillent pas s'ennuient.

Or, l'*ennui* est le fils aîné de la paresse.

Le vieillard inoccupé se rappelle l'existence passée, et trouve toutes les conditions de son existence actuelle pénibles, implacablement défectueuses, pouvant même empirer. On ne doit pas s'étonner si ce vieillard-là s'ennuie, devient désemparé et se suicide.

Il y a cependant des exemples de gens peu actifs, au système musculaire inerte, qui ont eu une longue existence : Buffon est mort à quatre-vingt-un ans. On a trouvé 57 pierres dans la vessie : cette *carrière* ne se serait pas produite s'il avait fait par jour plusieurs lieues à pied. Il est probable que Buffon avait une flamme intérieure qui entretenait sa passion pour la science et excitait en même temps, disait-on alors, ses esprits vitaux.

Chateaubriand écrit dans son ultime ouvrage *(Congrès de Vérone)* : « En dernier résultat, je n'attache *aucun prix à quoi que ce soit...* Mon défaut capital est l'ennui, le dégoût de tout et le doute perpétuel. »

On a souvent répété que *l'Odyssée* avait été faite par un vieillard, mais ce vieillard était Homère.

Bossuet, à soixante ans, écrivait en 1687 son chef-d'œuvre oratoire, l'Oraison funèbre du Grand Condé. Milton, glacé par l'âge, selon ses expressions, écrit le *Paradis perdu*. Michel-Ange, de soixante à soixante-huit ans, travaille au *Jugement dernier*.

D'autres vieillards, comme Galilée, Bernardin de Saint-Pierre, Biot[1], Ducis, Béranger,

---

[1] Il faut lire les deux études de Sainte-Beuve, l'une sur Biot *(Nouveaux Lundis*, t. II, p. 71 et 92), l'autre consacrée à Ducis (t. IV, p. 163, 187, 211), types de verte vieillesse. Dans la dernière étude, Sainte-Beuve insiste

sont moins majestueux que les grands types extraordinaires cités plus haut. Nous en mentionnerons d'autres à cause de leur activité prolongée ou même de leur infortune.

André Lavertujon, mort à quatre-vingt-huit ans, en 1914, auteur du *Bellérophon* écrit à soixante-treize ans : il montre du courage, est plein d'idées, de connaissance, de verve[1], et n'a jamais connu l'ennui.

En 1871, des cas de verte vieillesse vraiment militante (Thiers, de Rémusat, Barthélemy Saint-Hilaire) et aujourd'hui (Clémenceau, Ribot); en Angleterre (Gladstone et Disraeli).

Il convient aussi de rappeler quelques exemples de *vieillards malheureux*. Il faut lire le livre de Doumic sur Lamartine (1912), pour avoir de la « vieillesse » du poète une idée cruellement pénible. Notre ami, le professeur Latreille, est revenu sur ce sujet et a décrit les années de détresse et d'héroïsme de Lamartine *(le Correspondant*, 10 février 1919), montrant successivement l'*Abdication du Tribun*, le *Calvaire financier*, le *Travail forcé de*

sur sa médecine morale, pleine de cordialité et d'indulgence.

[1] *Bellérophon, vainqueur de la Chimère*, rédacteur unique : André Lavertujon (8 numéros, de 1900 à 1902).

la copie. C'est l'histoire de l'enlisement dans ces sables mouvants constitués par les dettes criardes et des spéculations infructueuses, des maladies prolongées, un surmenage intellectuel constant.

En 1867 (à soixante-dix-sept ans), la pensée de Lamartine, dit Latreille, « s'absorba tout entière dans un muet entretien avec Dieu à travers les pages de l'*Imitation.* Ainsi s'achevait sous le rayon divin cette vieillesse tragique, marquée du sceau de la douleur. »

Les *Lettres d'exil* d'Emile Ollivier[1] décrivent mêmes souffrances, de semblables angoisses, une touchante résignation.

« En vieillissant, quand on ne devient pas très âpre, on devient très miséricordieux et on s'accommode, le mieux qu'on peut, aux humeurs diverses des hommes, à leur faiblesse. Or, la principale est de ne plus connaître les vaincus. Pourquoi contrarier ce goût si naturel? »

Il écrit à Mme Singer : « La jeunesse du corps est charmante, mais ce n'est pas la seule. Celle de l'âme, intellectuelle et aimante, n'est pas

[1] *Revue des Deux Mondes,* 15 juin 1919.

moins belle, et, si j'avais à choisir entre Lamartine écrivant *Graziella* au milieu des douleurs
rhumatismales et un jeune débarqué de vingt
ans guettant la femme de chambre de sa mère,
je préférerais Lamartine, je le trouverais plus
jeune. Cette jeunesse-là ne dépend ni des
accidents extérieurs, ni des lois physiques ; elle
est en notre pouvoir ; nous sommes à même de
la prolonger aussi bien que de la créer, et elle
est savoureuse autant que l'autre est brutale,
égoïste, évaporée ; si elle a moins d'efferves-
cence et d'agitation, elle a des lointains plus
étendus et des retentissements plus profonds...
En ce qui me concerne, il y a si longtemps que
je considère une vieillesse verte et saine comme
l'âge le plus poétique et le plus beau, que je
ne m'épouvante pas du pas nouveau que je fais
vers cette couronne de la vie. Dans les courses
de montagne, il y a un moment unique, c'est
lorsqu'on arrive au sommet qu'on poursuit
depuis des heures : on y jette une vue ravie
sur les plaines et sur les lacs ; entre deux fatigues, on est heureux. Ainsi est la vieillesse : la
halte enchantée entre la fatigue de la vie et
celle de la mort ».

Emile Ollivier laisse parler son imagination,
mais il ne raconte pas d'après sa propre expé-

rience. Il avait alors quarante-six ans. Il mourut le 20 août 1913, âgé de quatre-vingt-six ans.

Dans le livre troisième, chapitre XVII de *Port-Royal*, Sainte-Beuve montre le sentiment de Pline, de Montaigne, de Pascal, sur la maladie, l'état des valétudinaires. Pline le Jeune a écrit une lettre pour montrer *que nous valons mieux quand nous sommes malades.* Il s'est trouvé des esprits n'accordant pas grande importance à la santé. « Ils ont dit de fort jolies choses sur les avantages d'une complexion frêle, qui laisse à l'esprit tout son jeu et donne aux organes une certaine transparence. La pensée y acquiert et y conserve plus de délié ; elle s'y aiguise. Chez Erasme, Bayle et Voltaire, ne semble-t-il pas en effet que la finesse de la lame se fasse mieux sentir dans le mince fourreau ? » Sainte-Beuve cite la pensée de Joubert, « ce penseur doué d'une organisation exquise », et ajoute cette seconde réflexion : « Il y a un degré de mauvaise santé qui rend heureux ». L'auteur de *Port-Royal* continue : « Ne voyez-vous pas d'ici tout un charmant traité *De valetudine*, qui pourrait se passer en dialogue auprès du chevet de Vauvenargues souffrant ? »

Sainte-Beuve (t. II, p. 43o) commente encore

une fois Montaigne : « Puisque c'est le privilège
de l'esprit, continue l'agréable malicieux, se
r'avoir de la vieillesse, je lui conseille autant que
je puis de le faire : qu'il verdisse, qu'il fleurisse
ce pendant, s'il peult, comme le gui sur un arbre
mort. » Et il ajoute en branlant la tête : « *Je
crains que c'est un traistre*. Voilà de ses mots.
Affirmons pour lui. Il n'a pas l'idée de ce perfectionnement inverse spirituel, et moral, de
cette maturité croissante de l'être intérieur
sous l'enveloppe qui se flétrit, de cette éducation perpétuelle pour les cieux, seconde naissance, jeunesse immortelle, qui se garde et se
gagne, qui s'augmente en s'épurant, qui se
renouvelle d'autant plus qu'elle dure davantage, et qui fait que parfois, pour ce printemps
éternel, le vieillard en cheveux blancs n'est
qu'en fleur. — Illusion peut-être, utopie dernière, mais de celles qu'un Franklin lui-même
caressa ! »

On a, pour des raisons à peu près semblables,
expliqué la longévité des femmes. D'après
Tissot : les femmes parlent plus que les hommes. « Le babil est, chez elles, une sorte d'exercice proportionné à leurs besoins, et qui suffit
pour faciliter la circulation, sans fatiguer les
organes. » Elles ont plus de gaieté et s'intéres-

sent à une série de petits événements ou à des cancans qui les impressionnent et excitent leurs passions.

Nous pourrons ajouter, avec le fabuliste : sur ce point je connais bon nombre d'hommes qui sont femmes. Aussi, chez des vieillards inactifs, mais bavards et potiniers, on peut trouver les goûts et les habitudes de l'autre sexe.

En résumé, le vieillard, pour ne pas se rouiller, doit être actif, faire de l'exercice une sorte de pratique de dévotion, comme a dit un auteur anglais, afin de considérer comme une faute sérieuse le manquement à ce régime. Mon ami Djael, depuis quarante années, fait tous les matins des exercices d'assouplissement et de fonctionnement articulaire : il a donné à cet exercice le nom de *prière musculaire*. J'ajoute qu'il n'y a que très rarement manqué.

Le professeur A. Fée, notre maître de Strasbourg, a écrit : « Une vieillesse verte et saine n'est qu'une suite plus on moins prolongée de l'âge mûr. »

Il faut éviter l'*ennui*, c'est bientôt le dégoût, la langueur, le *tædium vitæ*, l'*acédia* [1] ou mau-

---

[1] Le cafard, la colonite, la soudanite, etc., etc., toutes manifestations exotiques d'un état mental troublé par différentes causes, n'ont pas à intervenir dans l'étiologie

vaise humeur ; le vieillard doit se dire qu'ayant vécu tant d'années, la vie ne lui a pas été défavorable et qu'il n'a pas à s'en plaindre. Le pessimisme et le nihilisme sont de mauvaises drogues cérébrales, incapables de lui donner une satisfaction quelconque. Le chemin de tristesse conduit au désespoir : ainsi évoluent les natures pessimistes.

L'*imagination* est la grande source de plaisir, en n'oubliant pas que l'inégalité, à cause des variétés individuelles, est le coefficient le plus fréquent de la personnalité. Donc, pas d'envie ou de jalousie qui font inutilement broyer du noir ; — à tout bien considérer, en faisant un sérieux examen de conscience, il y a surtout un excédent de bonheur.

Acceptons les illusions présentes et ne nous attachons pas à des doctrines systématiques comme celle de Pascal et de Spinoza, au mysticisme de la Kabale, à celui de Martinez Pasqualis et de Saint-Martin le *Philosophe inconnu*, au pessimisme de Léopardi[1]. Ces hautes théories donnent le vertige, le vieillard doit les éviter.

de l'ennui chez le vieillard. Il y a des « fatigués du monde », d'autres disent apercevoir *le vide effrayant de la vie*.

[1] Voir les ouvrages de Matter, de Franck, de Hazard.

IX

L'HYGIÈNE DE LA VIEILLESSE

I. — DU RÉGIME

Nous allons nous occuper du régime pour ces hommes, qui, au déclin de la vie, âgés ou usés, ont nécessairement des difficultés à maintenir l'équilibre de leur nutrition. Si Montaigne, comme disait souvent Sainte-Beuve, a été « le Français le plus sage qui ait jamais existé », nous pouvons commencer par apprendre, comme il le dit, à nous « *régenter* », à « *faire bien l'homme* », mener l'humaine vie « *conformément à sa naturelle condition* », « *à maintenir son âme en belle assiette, bien réglée et disposée à la vertu* ». Pour lui, il faut remettre à sa raison « *la souveraine maîtrise* » de son être et l'autorité de « *tenir en bride ses appétits* ».

On peut ainsi « *dresser sa vie* » et « *se garder en ordre jusqu'en son privé* », ce qui est, d'après Montaigne, « *la vie exquise* ». On se conforme ainsi à la vertu telle que la comprend Montaigne, c'est-à-dire prudence, tempérance, justice[1]. La condition du souverain bien c'est l'impassibilité de l'âme.

On me pardonnera de citer si souvent Montaigne : mais la justesse de ses conseils jointe à la bonhomie du langage trace des règles de conduite que je n'aurais pas osé prescrire sans risquer de paraître déplaisant ou me donner l'allure d'un pédant magister.

Il y a des états d'âme, des situations et des circonstances que nous commençons à comprendre lorsque ces conditions ont disparu. La jeunesse s'apprécie quand on est devenu vieux, la santé pendant l'état de maladie, la paix par les horreurs de la guerre. Montaigne (ch. XII, liv. 3) dit : « Notre esprit se constipe et s'épaissit en vieillissant. »

Le vieillard doit souvent se rappeler, afin de maintenir l'équilibre de son système nerveux, qu'il est nécessaire de cultiver à la fois la raison et le cœur. D'après Auguste Comte : « On

---

[1] D'après notre ami le Dr ARMAINGAUD, dans sa brochure : *Montaigne a toujours été épicurien*, 1908.

ne peut pas toujours penser et agir, mais on peut toujours aimer. » Et pour ne l'avoir pas compris Pascal est mort désespéré, Amiel a toujours été tourmenté par le doute et le scrupule. Ils ont eu l'un et l'autre la « maladie de l'absolu ».

L'homme âgé méditera ces deux extraits des proverbes de Salomon (ch. XXVI, v. 21) :

« Eloigner de sa maison les gens querelleurs, sinon c'est comme un toit d'où l'eau découle toujours ».

« Comme le ver mange le vêtement, et la pourriture le bois, ainsi la tristesse de l'homme lui ronge le cœur. »

J'ajoute que l'on voit tellement de vieillards maussades, ayant oublié de sourire, montrant de l'humeur, qu'il me paraît nécessaire d'insister. La vieillesse ne doit pas être sourcilleuse[1], mais bien avenante, aux yeux accueillants. Là où le soleil n'entre pas, le médecin entre. Il en est de même pour les vieillards tristes : s'ils n'habitent pas avec la gaieté, n'ont parfois un peu d'alacrité, la mort vient les trouver. Que de vieillards morts de chagrin

---

[1] Le muscle sourcilier a été appelé corrugateur parce que ses contractions plissent la peau du front, de la base du nez, et froncent les sourcils.

après les événements de 1870, et en ce moment, dans les temps troublés que nous subissons. Mais l'âme des nations vit dans le souvenir des morts, et l'humanité évolue.

Le vieillard doit même éviter les « accès d'humeur » auxquels Alceste était sujet et appliquer ce conseil d'un ancien : *Lenior et melior sis accedente senectus.* Il y a aussi des maladies facilement évitables : en temps d'épidémie de variole, il faut se faire vacciner. On peut avoir la variole, à tout âge : Louis XV en mourut à soixante-quatre ans[1].

Un vieillard ne doit pas être insouciant. Le bien portant est souvent fanfaron de sa santé. Les téméraires n'hésitent pas à faire une imprudence et sont alors victimes de la crainte de paraître avoir eu peur.

[1] En juin dernier, à l'Académie de médecine, à propos de l'épidémie actuelle de variole, succédant à une presque disparition de la petite vérole à Paris et dans sa banlieue pendant quatre ans (1914 à 1917), Wurtz a montré qu'un grand nombre de vaccinations pratiquées dès le début de la guerre avait donné jusqu'à 95 o/o dans une agglomération de 3.000 employés. Aujourd'hui cette pratique a diminué et déjà on aperçoit de fâcheuses conséquences : « En France, ce sont les femmes et les vieillards qui propagent la variole par leur obstination à ne pas se laisser vacciner... Il y a des millions de Français et de Françaises susceptibles de contracter en ce moment la variole. Voilà la vérité. »

La résignation a des bornes : il y a peu de malades imaginaires, mais beaucoup plus de personnes vraiment malades sans le croire ou se l'avouer.

Sans doute, il faut se résigner aux maladies inévitables, mais accepter de souffrir quand on peut être guéri est absurde.

La douceur et la patience sont les qualités du vieillard : il doit être bon et savoir attendre. Eviter surtout d'être autoritaire : la sénilité dispose à la *césarite*. Ne pas croire à cette boutade de Fontenelle : « Pour supporter la vieillesse, il faut avoir bon estomac et mauvais cœur. » Non : c'est un propos d'égoïste et de gourmand. Le bon estomac occasionne des indigestions, tandis que le bon cœur trouve les formules ou procédés de générosité et de dévouement qui émeuvent et encouragent les malheureux.

Nous passons à l'étude du *régime*.

Quand la sénilité s'installe, l'organisme fait les plus grands efforts pour s'adapter à ces conditions nouvelles ; d'ailleurs le besoin de prendre des précautions s'impose. Les hommes jeunes trouvent toujours des donneurs de conseils, mais les vieillards sont parfois délaissés, comme les morts vite oubliés. Leibnitz n'a été accompagné au cimetière que par son domestique ; sur sa tombe, on grava ces deux mots : *Ossa Leibnizii*.

Les vieillards d'âge remarquent, en général, les difficultés de la vie, parfois même l'entourage fait allusion à leur trop longue durée. Aussi, rien de plus rare que de connaître un septuagénaire heureux.

Le plus souvent, quand le vieillard se rend compte des précautions à prendre, du régime à suivre, il est trop tard.

On emploiera une médecine, je veux dire une hygiène expectative, celle qui permet d'espérer des résultats, et, bien entendu, sans drogues ni remèdes. Nous indiquerons seulement la pratique du régime et de l'exercice : notre désir, en apportant des preuves convaincantes, serait d'être assez persuasif pour déterminer la mise en pratique des conseils qui vont être présentés.

Il est curieux de constater que l'homme n'a pas, en général, la passion de son bien-être corporel : il recherche l'aisance, le confort, le luxe de la table et du logement — tout ce qui impressionne les yeux des autres ; mais, à moins de souffrances, ne s'occupe pas de la santé du corps, de la guenille ! Comme il est étrange et choquant de voir dans la même maison le mélange du luxe et de la lésine.

Nous avons rapproché le dernier âge de la vie de cette partie de l'enfance qui s'écoule entre sept mois et deux ans. Chez ces petits êtres, cellules et organes, fonctions et systèmes, ont besoin de matériaux frais et facilement assimilables. Le lait contient des éléments de force pour le développement et d'autres matériaux pour les combustions, principes azotés et hydrocarbonés.

A l'organisme des vieillards, les aliments de même nature conviennent afin de faciliter l'assimilation devenue compliquée par l'usure des éléments ou les processus séniles. Il ne s'agit plus de venir en aide au développement, mais de maintenir l'organisme avec le moins d'efforts. Donc, des matériaux facilement absorbables, s'éliminant rapidement pour ménager le travail du foie et des reins, et conserver au système nerveux son tonus indispensable. L'homme a besoin d'air, d'eau, de quelques substances minérales. On distingue trois variétés d'aliments plus ou moins indispensables : 1° les *Corps gras*, tels que les graisses, les huiles, le beurre ; 2° les *Hydrocarbones*, en général, les principes des aliments végétaux : *glucose*, *lactose* ou sucre de lait, *saccharose*, *amidon*, etc. ; 3° les *Protéines* (albumines constituant les principes azotés : ils sont surtout utilisés pour l'entretien et la réparation des tissus), ce sont les matériaux nutritifs des viandes.

D'après Salomon on a dit : *Plures occidit gula quam gladius.* Traduisons : le gosier a tué plus de gens que le revolver ! C'est l'excès d'une alimentation défectueuse en quantité et en qualité qui détermine rapidement la fatigue, l'usure des organes, leur sénilité précoce, l'intoxication chronique. Le sage fait cette remarque : La vieillesse anticipée est toujours le fait de l'intempérance. Pour Jean-Jacques Rousseau : La gourmandise est le défaut de ceux qui n'ont point d'étoffe.

Ce qu'il y a de pire pour un vieillard, disait un proverbe arabe du ix° siècle, c'est un bon cuisinier et une jeune femme.

Chez le vieillard, la graisse ne se dépose plus en réserve dans les tissus et le foie. L'amaigrissement se remarque chez les vieillards : pour y remédier on leur donne graisse ou viande. La maigreur des personnes âgées tient en partie à l'action moindre du système nerveux : il y a ralentissement de la nutrition. La thyroïde et les glandes génésiques régularisent l'oxydation, mais peuvent se symbioser pour produire cet amaigrissement. De plus, si les vieillards mangent trop de viande, ils deviennent de vrais phosphaturiques et maigrissent.

1° Heures des Repas[1] : les Menus.

Les anciens disaient : *Modicus cibi, medicus sibi*, et cette formule lapidaire : *abstine et sustine*. Ce qui veut dire : en s'habituant à manger modérément, on est le médecin de soi-même. J'agrandirai la formule et dirai : modération[2] en toutes choses et le moins de soucis possible.

Sachons d'abord qu'il est important de manger à heure fixe.

Le *matin*, de 6 à 8 heures, selon les saisons, le petit déjeuner composé, d'après les goûts individuels, de café au lait, thé, cacao, chocolat, soupe au lait ou de légumes, œuf à la coque, pas de beurre cuit, mais pain beurré ou grillé

---

[1] Les Romains insatiables faisaient cinq repas quotidiens. Il se forma une secte dite des monophagiens, qui ne prenaient qu'un repas par jour.

[2] Rien de trop est un point
Dont on parle sans cesse et qu'on n'observe point.

(La Fontaine.)

et miel. *Omne dulce nutrit*, disait une vieille maxime.

Vers midi, dîner, le repas essentiel : viande, parfois un œuf (à la coque, jamais dur), viande rôtie — éviter les sauces, le gibier, le canard, l'oie, la venaison, la viande de porc, sauf le jambon — de préférence les viandes blanches, mais en petite quantité — pas de poisson, excepté sole, truite, et modérément à cause des fritures, ni de homard ou d'écrevisses — quelques huîtres si on les digère, — pâtes, légumes cuits, chicorée, éviter les légumes lourds ou acides (choux-fleurs, haricots, oseille et les fèves que Pythagore défendait à ses disciples). Accepter purées de légumes, de pommes de terre, farine de riz, avoine, orge. Peu de graisses, peu de sel, très peu : comme on l'a remarqué, les reins se souviennent toujours des outrages qu'on leur a faits. Le foie aussi se révolte contre la fréquence des œufs ingérés, ainsi que l'a montré le professeur Chauffard. Refuser les crudités, surtout le melon qui, mal avalé ou mal digéré, a déterminé la mort de nombreux vieillards, entre autres, dit Legrand, de « quatre empereurs et du pape Paul II ». Guy Patin qui, d'après Ménage, était le médecin le plus gaillard de son temps, dit dans une de ses lettres, datée du 17 août 1656 : « Un maître de requête, M. de Here, est mort en trois heures d'un choléra morbus d'avoir mangé trop de melons, et tant que ce fruit dure ici, nous y voyons souvent telle maladie qui est *atrocissimum et ferocissimum morbi genus* et où beaucoup de frians sont attrapez. » Rappelons que Claude succomba à l'ingestion d'un bolet vénéneux.

Plat sucré ou entremets, fromage frais, lait caillé, babeurre, yoghourt, képhir; — fruits à vitamines (oranges, citrons, pêches, cerises, raisins). Les fraises se digèrent mal. — Au total, deux plats et le dessert.

Très peu de vin. La vigne, a-t-on dit, porte trois sortes de fruits : le plaisir, l'ivresse et le repentir. Les neuf dixièmes de l'humanité consomment de l'eau. On a cité comme ne buvant que de l'eau : Démosthène, Locke, Charles XII de Suède, Newton, Milton. Le vin a été appelé *lait de Vénus* à cause de l'excitation qu'il donne, et on le désigne aussi sous le nom de *lait des vieillards*. Il est vrai que dans certaines conditions de fatigue, de refroidissement, il peut donner un coup de fouet, réchauffer. La vérité et la prudence conseillent aux vieillards d'en faire très peu usage. Les buveurs d'eau ont une vigoureuse et] verte vieillesse que l'on ne constate que très rarement chez les buveurs de vin. Toutefois, un vin léger, petit bordeaux ou beaujolais, peut être pris à dose modérée, au maximum 120 grammes ; le mieux est une ration de 60 grammes ou quatre cuillerées à bouche au repas de midi, ou une à deux cuillerées de vin par verrée d'eau. On a dit justement : Si faire usage d'eau était un péché, on en boirait avec délice. La bonne bière, celle de Strasbourg, quand on la digère bien, est une excellente boisson et Maître François Rabelais a eu tort de l'appeler : *cette méchante cervoise du Nord*.

Comme Horace, proscrire l'ail, éviter le poivre et la moutarde, *irritamenta gulæ*. Pas d'alcool. Une tasse de café : si le vieillard en a l'habitude et dans les conditions exigées, rituelles : *clair, chaud* et *fort*. Il donne de la chaleur et facilite la digestion. Peu de tabac, et surtout pas de tabac à priser : l'odorat disparaît chez les vieillards. Mme de Lambert a finement remarqué que : les privations ne sont point sensibles quand le désir est éteint. Tous les goûts passent, même le goût de la vie.

Sanctorius disait : « Trois maux ou malaises naissent de la variété des mets : on mange trop, on digère mal, la transpiration insensible est diminuée. » A mon tour, j'insiste sur ce point : peu de viande, dont l'excès produit l'arthritisme, la goutte, l'artério-sclérose ; il y a surcharge d'acide urique dans le sang, cet acide provenant des nucléo-albumines de la viande. Dès que le foie et les reins exécutent mal leurs fonctions, ce qui est très fréquent chez les personnes âgées, il faut diminuer ou même supprimer la viande.

Le vieillard ne peut être créophage. Il en est aussi qui ne supportent pas le régime végétarien. L'auteur de l'*Eloge de la Folie*, sur ses vieux jours, obtint du pape une dispense pour les jours maigres : « J'ai, disait-il, l'âme catholique, mais l'estomac protestant ».

Le soir, à la vesprée, vers 7 heures : pas de beurre, de crudités. Selon les goûts, un cacao ou une soupe au lait, du thé avec pain grillé, biscottes ; fruits cuits, ainsi les pommes cuites, pruneaux, compotes ou confitures. Un demi-verre d'eau.

Notre ami le professeur Mouriquand a bien voulu rédiger la note suivante sur *le Régime des vieillards :*

« Le vieillard ne construit plus de tissus. Par conséquent, l'apport abondant d'éléments élastiques — si nécessaires à l'enfant et même à l'adulte actif — lui semble inutile. Cependant, l'apport d'une certaine quantité d'*albuminoïdes* est nécessaire pour retarder l'usure des tissus. Une partie de ces albuminoïdes semble devoir être demandée à la viande, en raison des amino-acides essentiels pour l'équilibre des tissus qu'elle contient (tryptophone, lysine, arginine, cystine).

« Cette ration d'albuminoïdes d'origine carnée sera, d'ailleurs, réduite au minimum indispensable, pour ne pas provoquer de troubles intestinaux et d'auto-intoxication.

« Les *graisses* seront données en quantité minime. Car, comme les albuminoïdes, elles sont génératrices d'acidose, surtout chez les sujets de foie déficient. Cependant, un minimum de graisse (beurre frais) semble indispensable à tout organisme pour assurer son métabolisme normal (Maignon[1]), en dehors même de considérations caloriques.

[1] Maignon, dans sa thèse de doctorat ès sciences, à Lyon, 1919, a exposé ses recherches sur le rôle des graisses dans l'utilisation des albuminoïdes. Il a montré que les albuminoïdes ne peuvent seuls entretenir la vie des animaux. Le rôle des graisses dans la nutrition est d'intervenir dans l'utilisation des albuminoïdes dont elles augmentent le pouvoir nutritif et diminuent la toxicité.

« Donc, nécessité d'un peu de beurre frais.

« La question de carence (Weill et Mouriquand), qui se pose pour tout organisme, se pose avec un minimum d'acuité pour le vieillard. C'est l'enfant, en raison de sa croissance rapide, nécessitant les « substances « ferments », puis l'adulte en activité, qui se « carencent » le plus facilement lorsque leur alimentation ne leur apporte pas les « vitamines » ou autres catalyseurs indispensables.

« Cependant le vieillard à alimentation restreinte peut ne pas toujours trouver en quantité suffisante dans sa nourriture les ferments indispensables. Il faudra donc les y ajouter sous forme de quelques feuilles de salade, de quelques fruits crus (relativement mûrs, mais pas trop : citron, orange, etc.).

« Les fruits serviront, par ailleurs, au balayage intestinal.

« Les expériences de Funk montrent, d'autre part, qu'une alimentation trop riche en « vitamines » peut accélérer la croissance du cancer (ostéosarcome des poules de Teyton-Rous); donc pas trop de vitamines au vieillard, à cause de sa tendance à la néoplasie.

« Les *hydrocarbones* [1], avec le minimum d'intoxication qu'ils déterminent, grâce à leur pouvoir antitoxique (action antitoxique), restent les meilleurs aliments du vieillard. Mais, comme on le voit par les considérations ci-dessus, les albuminoïdes carnées, la graisse, les fruits doivent entrer pour une certaine mesure dans son régime. »

Ce repas du soir sera très frugal. Pour bien dormir, il faut peu manger et boire peu le soir. Le vieillard ne dort que trois ou quatre heures de suite, puis se rendort. L'intermède est occupé par le besoin d'évacuer le superflu de la boisson, comme dit Sganarelle. Mais six ou sept heures de sommeil sont suffisantes pour éprouver au réveil un état de satisfaction et de vigueur. Tels sont les « *matins triomphants* » de cet âge !

On n'indique pas le poids de pain, de viande, etc., la quantité de liquide alimentaire à

---

[1] D'après Bierry, les sucres ont un rôle énergétique, plastique, et un rôle fonctionnel. Ils sont indispensables pour la bonne utilisation des albumines et des graisses. On ne saurait se passer d'aliments sucrés. Le jeûne hydrocarboné ou le jeûne lipéique, c'est-à-dire la suppression de sucre ou des graisses, détermine de graves accidents de la nutrition.

prendre par repas. Le vieillard, s'il veut bien se porter, réglera lui-même ce qu'il doit consommer pour n'arriver jamais à la surcharge, à la sensation de plénitude. Comme règles générales : un petit déjeuner suffisant ; — à midi, manger presque à une faim raisonnable ; — peu ou très peu le soir. Examiner et regarder les mets qui « font venir l'eau à la bouche », éviter de les avaler gloutonnement, mais, au contraire, les déguster lentement. Le philosophe pratique qu'était Sancho Pança prononçait gravement cet axiome : « L'homme ne fait pas son ventre et souvent le ventre fait l'homme. »

Ajoutons ces observations : manger lentement pour bien insaliver[1]. Bocquillon, médecin de l'Hôtel-Dieu de Paris, a donné ce précepte : bien mâcher et bien marcher, et il ajoutait : voilà les deux plus grands secrets

---

[1] Un Danois, Horace Fletcher, mort à Copenhague en avril 1919, âgé de soixante-neuf ans, avait insisté sur l'importance d'une mastication lente et prolongée : cette méthode fut appelée le *Fletcherisme*. Il publia un volume : *le Nouveau Glouton ou Épicure*, dans lequel se trouvent ces préceptes : le plus essentiel indiquant qu'il ne faut rien avaler qui n'ait pu d'abord, par la mastication, être ramené à la forme liquide. Tout cela est du vieux neuf. N'oublions pas que Hufeland avait dit que les vieillards qui mangent lentement vivent jusqu'à un âge très avancé.

que je connais pour vivre longtemps. La mastication doit être facile sans gêne ou douleur. Il faut donc hâter la mise en place de la troisième dentition. Un mauvais estomac suit les gens de lettres comme l'ombre suit le corps, d'après un médecin portugais.

Les organes des vieillards ont besoin de l'application de deux lois physiologiques importantes : loi du moindre effort et loi de l'habitude. D'après Sénèque, l'habitude se change en nature ; et l'on fait à la longue avec plaisir ce qu'on faisait d'abord par nécessité. L'*Imitation* est de cet avis : « Notre affaire de chaque jour est de nous rendre plus forts que nous-mêmes. » Ainsi, on ne peut s'imaginer combien on s'accoutume vite à très peu manger le soir ; à diminuer la quantité de pain des repas ; le pain est toujours consommé en trop grande quantité, surtout par les amateurs de fromage. C'est une surcharge digestive qui donne souvent des aigreurs : il n'est utile que dans les classes nécessiteuses où il constitue l'aliment essentiel et quotidien.

Je crois que, si l'on s'habituait à jeûner un jour par mois, on en éprouverait du bénéfice : mais, sur ce point, il faut se tâter. Dans toutes les religions, il y a des prescriptions concernant le jeûne. Des médecins ont soutenu que le carême était une institution religieuse servant à maintenir la santé physique et morale. D'après Charron, « la tempérance est la médecine la plus seure et qui fait vivre le plus longtemps... Jamais homme aimant sa gorge et son ventre ne fit belle œuvre. » Depuis des siècles, après saint Paul, après Molière, après J.-J. Rousseau, on a répété : « Il faut être sobre, avec sobriété. »

Toutefois, solitude et diète sont le repos de l'esprit et du corps. Rappelons cet autre proverbe arabe : « La tempérance est un arbre qui a pour racine le contentement de peu et pour fruits la santé et le calme. »

Hippocrate avait remarqué la grande facilité des vieillards à supporter le jeûne. Cependant, ils doivent ne jamais trop manger et rarement manger trop peu. La gourmandise est vraiment pour eux un *péché mortel*. Le vieillard n'acceptera pas l'invitation à dîner en ville, à un banquet. S'il y a des invités à la table de famille, personne ne sera surpris de son régime spécial. D'ailleurs, la gaieté, la conversation animée aident la digestion [1]. Celle-ci

[1] A Sparte, dans la salle des festins, il y avait une statue du Rire. Pendant le moyen âge, les rois et seigneurs, au

est, d'ailleurs, troublée, ainsi que l'appétit, par les chagrins, les pensées tristes. Le rire assaisonne tous les plats, il n'en est pas ainsi pour les discussions politiques ou religieuses. Le vieillard n'y prendra pas part : il n'a pas à se préoccuper de pousser le char de l'Etat ou de savoir ce qui se dira au prochain Concile. Montaigne prétend qu'on doit causer à table avec « son esprit de tous les jours ». Pour Mme de Sévigné, il faut « de courtes histoires et de longs couteaux ».

Résumons les pages précédentes. Les repas et le repos sont deux grandes fonctions de réparation et d'élimination. Donc, appliquer le précepte : *Il faut manger pour vivre.* Pour bien se connaître lui-même, selon le conseil de l'oracle de Delphes, le vieillard doit savoir ce qui convient à son estomac comme quantité et qualité. S'il faut se méfier du premier mouvement venant du cœur, on doit obéir à la première manifestation de plénitude de l'estomac et même rester sur son appétit. A cet âge, les organes vieillis ou fatigués se débarrassent dif-

moment des repas, étaient mis en gaîté par les farces, les facéties des fous ou des bouffons. — Rappelons cet aphorisme de Brillat-Savarin : « Un dîner bien caqueté est déjà à moitié digéré. »

ficilement du superflu. On ne doit leur donner que le nécessaire.

L'idéal du vieillard doit être de vivre sans souffrance. Qu'il sache donc bien et soit convaincu que trop manger nuit. Ni trop, ni peu, voilà le principe vrai, celui qui ne trompe pas. C'est une règle infaillible. On l'a reconnu de tout temps.

La sobriété est bien la sagesse. On peut le dire avec certitude de ne pas se tromper. C'est la seule recette pour vivre longtemps.

2° SOMMEIL; REPOS PROLONGÉ AU LIT

Les anciens disaient : dormir, c'est guérir ; en effet, pendant le sommeil le travail d'élimination est facilité. Un proverbe de Salomon donne ce conseil : « N'aimez point le sommeil, de peur que la pauvreté ne vous accable » (xx, 13), et dans l'*Ecclésiaste* (chap. v, v. II) : « Le sommeil est doux à l'ouvrier qui travaille, soit qu'il ait peu ou beaucoup mangé ; mais si le riche est rassasié, il ne peut dormir. »

De nombreux savants ou hommes d'Etat ont été des matinaux, tels : Sully, Linné, Fontenelle, Thiers. De nos jours, Georges Clémenceau se met au travail entre 3 et 4 heures du matin.

Montaigne a parlé des « délices du vrai dormir » qui consistent à quitter, en se mettant au lit, les pensées et les préoccupations de la journée. Rappelons que tous ou presque tous les centenaires avaient l'habitude de se lever matin.

Se coucher tôt et se lever de bonne heure indique la sagesse des jeunes gens, la richesse ou l'aisance des hommes mûrs, la santé chez les vieillards.

Le sommeil est un don de Dieu, d'après Milton. Voltaire le plaçait à côté de l'espérance. Il est le mystère de la vie, écrit Amiel, dans ses *Fragments d'un Journal intime*, une sorte d'innocence et de purification.

Ce repos nécessaire prend, remarquons-le, le tiers de notre existence. Cet entr'acte de la vie, appelé le frère de la mort par Homère, — on pourrait dire le frère jumeau, — s'accompagne de refroidissement, marqué surtout du côté de la peau. Rappelons le long sommeil des hibernants pendant la saison froide, et, dans les pays chauds, un sommeil semblable d'insectes, de reptiles et de mammifères comme l'echidné et le tanrec. L'excès de froid ou l'excès de chaleur produisent le même résultat, probablement en modifiant les fonctions de la peau.

La meilleure *orientation d'une maison* est celle du sud-est, dans notre climat. Cette question a son importance : les vieillards sont comme les chats, plus attachés au logis qu'aux personnes. Ils se portent mieux pendant le printemps et le début de l'été, ils subissent assez bien l'automne, mais sont indisposés ou malades en hiver. Sydenham prétendait que l'imprudence de quitter trop tôt ses vêtements d'hiver à l'arrivée du printemps fait périr plus de gens que la peste et l'épée.

La *chambre à coucher*, sans alcôve, doit avoir de 40 à 50 mètres cubes, avec larges ouvertures à doubles fenêtres si possible, la ventilation doit pouvoir s'effectuer par la cheminée. Celle-ci contribue à l'aération de la chambre, elle renouvelle l'air, alors qu'on n'y fait pas de feu ; la ventilation est favorisée par une veilleuse placée dans le foyer de la cheminée. Eviter d'avoir des plantes ou des fleurs qui, la nuit, dégagent de l'acide carbonique ; surtout pas de poêle à gaz ou d'éclairage au gaz, se méfier des effets du chauffage central. La température de la chambre pen-

dant la nuit doit être de 15 à 17 degrés. L'éclairage à l'électricité ou au pétrole sera bien
installé, afin de rendre la lecture facile avec
les lunettes qui conviennent et de grand diamètre, comme celles du portrait de Chardin.

Pas de lit mou, les couvertures seront en
rapport avec la saison, l'oreiller de crin est
parfois utile, l'emploi du moine chauffe-lit,
de la bassinoire et de la bouillotte est souvent
nécessaire.

Un médecin, mort en 1893, à cent sept ans,
attribuait sa longévité au repos complet de
ses nuits : le lit étant placé dans la direction nord-sud, soit dans le sens des grands
courants magnétiques du globe. C'est un
moyen peu coûteux et souvent d'un emploi
facile.

Les *trois huit* comme division du temps par
vingt-quatre heures sont acceptables pendant
la période d'activité. On peut poser comme
exact ce principe : il faut dormir au moins
six heures et ne jamais dépasser huit heures :
minuit doit à peu près marquer la moitié du
sommeil. N'en déplaise aux noctambules, deux
heures de sommeil avant minuit en valent
quatre le matin. Les vieillards rêvent peu et
rarement, ou peut-être même oublient qu'ils

ont rêvé. Ils disent souvent « je dors comme un enfant »; ce n'est pas exact, les enfants rêvent beaucoup.

Ces règles ne doivent pas empêcher les vieillards de passer dix heures au lit : le corps se délasse, la circulation est facilitée, les vêtements ne serrent pas la poitrine ou l'abdomen qui doivent exécuter facilement leurs mouvements. D'ailleurs, après les six ou sept heures de sommeil, un veston chaud permet de lire assis et de s'occuper comme à la table de travail. A ces dix heures de lit, ajoutons huit heures pour l'étude, des promenades [1] et occupations variées, sans oublier les six heures consacrées aux repas, à la conversation, à la flânerie *(al dolce far niente)*. S'il en a les moyens pécuniaires et si l'audition est conservée, un abonnement au théâtrophone, mais seulement pour les matinées.

Parmi les occupations variées auxquelles le vieillard peut consacrer plusieurs heures par jour ou par semaine, d'après leur nature,

---

[1] Doit-on se promener après les repas? L'Ecole de Salerne proscrivait tout exercice. Il faut tenir compte des forces du vieillard, du climat, de la saison. Plutarque (traduction Amyot) conseille « que l'on se promène à l'aise, tout bellement, et non que l'on s'escrime à outrance ».

citons le jardinage, la culture des plantes, l'entomologie à l'imitation du célèbre Fabre de Sérignan, l'apiculture, les arts du dessin, la musique, les Sociétés savantes, les Académies : dans ces compagnies, on trouve des confrères érudits, ayant de la bienveillance, tolérants et aimables.

A propos des peintres de nature morte, Diderot écrivait à Grimm, en pensant à Chardin : « Cette peinture de genre devrait être celle des vieillards ou de ceux qui sont nés vieux. Elle ne demande que de l'étude et de la patience. Nulle verve, peu de génie, guère de poésie, beaucoup de technique et de vérité, et puis c'est tout. » Rappelons cependant que de très grands peintres n'ont abandonné la palette qu'à un âge avancé : Le Titien a peint jusqu'à quatre-vingt-quinze ans. Michel-Ange, le japonais Hokousaï travaillaient étant octogénaires. Hébert est mort à quatre-vingt-onze ans, Corot à soixante-dix-neuf ans.

La vie publique conserve, dirait-on. Les hommes politiques peuvent, par leur longévité, se placer à côté des hommes d'Eglise, des savants. En 1900, il y avait en France seize sénateurs inamovibles formant un total de douze cents années, une moyenne pour chacun de soixante-quinze ans. Le doyen, M. Wallon, avait quatre-vingt-sept ans. Il en est de même pour les hommes politiques anglais : beaucoup ont dépassé quatre-vingts ans.

3° Des Vêtements.

Avant de se mettre au lit, le vieillard doit se revêtir d'un gilet à manches, plus ou moins épais selon la saison, placé sur la chemise et le gilet de flanelle, afin de maintenir la poitrine et les épaules, facilement découvertes la nuit, dans une température constante. Il faut éviter les *coups de froid* si funestes aux vieillards, ne pas oublier que la température du corps baisse pendant le sommeil, supprimer tout trouble ou modification de la transpiration.

A ces âges avancés, le vêtement le plus indispensable est le pardessus d'été ou demi-saison [1] : il se porte sur le dos ou sur le bras, de mai à octobre, soit cinq ou six mois par an, d'après le climat. Se rappeler le proverbe

[1] C'est analogue à la *capa* dont se servent les Espagnols contre toute variation brusque de température, de chaud ou de froid. Boileau disait : « Le chaud est un ami incommode, mais le froid est un ennemi mortel. » Les Méridionaux répètent souvent : il vaut mieux suer que trembler.

espagnol : « Un vent qui n'éteint pas une chan-
delle tue un homme », et le dicton français :
« En avril, ne quittez pas un fil. » Pendant
l'hiver, par les temps très froids, porter deux
gilets de flanelle. Cuvier en mettait trois et
restait toujours sensible au froid.

Le port de caleçons et de bretelles est nécessaire. Beaucoup de vieillards ont le ventre
« tombant » : on le maintient avec une ceinture hypogastrique. Autrefois, la culotte re-
montait haut, serrait la région hypogastrique,
soutenait et relevait l'abdomen mieux que ne
font le pantalon et les bretelles. Disons, en
passant que les culottes de peau, des bas à
côtes et des guêtres bien confectionnées peuvent empêcher le développement exagéré des
varices.

A domicile, le vieillard doit avoir des vêtements amples et chauds en hiver, comme une
longue robe de chambre qui se rabat sur les
genoux quand il est devant sa table de travail.
En été, des vestons plus légers en flanelle
pour éviter les refroidissements. Il ne faut
pas, comme écrit Diderot dans les *Regrets sur
ma vieille robe de chambre ou avis à ceux
qui ont plus de goût que de fortune*, porter trop
longtemps des vêtements usés, dépenaillés et

couverts de taches. Les vêtements de l'homme âgé, chez lui et au dehors, doivent être simples, sévères, non à la dernière mode, mais comme il convient à sa situation. C'est un effort à faire en faveur des personnes qu'il fréquente, mais le vieillard ne doit jamais faire usage de vains ornements ou de parure dans le but inavouable de chercher un *regain* de jeunesse.

Il est bon de se rappeler souvent cette réflexion de notre ami Clair Tisseur : « L'usage fait beaucoup des choses *par raison*, beaucoup *sans raison* et beaucoup *contre raison*. »

Le froid aux pieds, si fréquent chez la femme, occasionne rhumes, maux de dents, migraines. Pas de chaufferette comme dans le Midi, mais une bouillotte. Des brodequins larges, à fortes semelles, à l'empeigne épaisse, ou des souliers bas avec guêtres en drap.

Pour la tête, un bonnet de nuit. Le jour, à l'intérieur, un béret ou une casquette; au dehors, chapeau de feutre ou de paille. Beaucoup d'Anglais vont tête nue. Newton ne faisait pas usage de coiffure.

En résumé et comme conclusion, rappelons ce que Sganarelle dit à son frère Ariste, dans l'*École des Maris* (1661) :

Quoi qu'il en soit, je suis attaché fortement
A ne démordre point de mon habillement.
Je veux une coiffure en dépit de la mode,
Sous qui toute ma tête ait un abri commode ;
Un bon pourpoint bien long et serré comme il faut,
Qui, pour bien digérer, tienne l'estomac chaud ;
Des souliers où mes pieds ne soient point au supplice ;
Ainsi qu'en ont usé sagement nos aïeux.
Et qui me trouve mal n'a qu'à fermer les yeux.

4° Soins de la Peau, des Dents, des Cheveux, des Ongles.

La *peau* sépare du sang plus du tiers de l'eau de nos aliments et des boissons. Lorsque ses fonctions s'affaiblissent dans la vieillesse, il y a dépôt de sels calcaires dans les tissus. D'après Réveillé-Parise, « le vieillard est un corps sursaturé de matière. » Pour Michel Lévy, notre savant maître du Val-de-Grâce, ces dépôts calcaires ne sont qu'une « *anticipation tumulaire* ».

Le soir, avant de se mettre au lit, lavage à l'eau tiède de la face, des yeux, des narines, de la bouche en se gargarisant avec un peu d'eau alcaline. Ces soins doivent être employés lors de la rentrée au logis, après la promenade ou un séjour prolongé au dehors. Le matin, frictions avec le gant de crin ou une brosse :

pour suppléer ainsi au massage et favoriser la circulation du sang et de la lymphe, la transpiration cutanée. Ce procédé est des plus utiles pour le vieillard.

Il faut entretenir les *fonctions de la peau*, sa propreté par des lotions, des bains avec savonnage et brosse[1] ; lavage minutieux du cou, de la plante des pieds, des aisselles, des aines. Mais pas de douches et surtout pas de bains trop chauds ; le bain tiède, pour les soins de la peau, ne doit pas être prolongé. La longévité actuelle peut être en partie attribuée aux soins de propreté et au confort. Liebig prétendait que le degré de civilisation d'un peuple pouvait se mesurer par la consommation de savon employé.

Un chirurgien allemand Czerny, d'après Metchnikoff, a prouvé par des statistiques que, si le cancer, « ce fléau des vieillards », augmentait, il y avait une diminution marquée du cancer de la peau qui a toujours pour siège des endroits non recouverts ou accessibles aux mains. Les classes sociales qui soignent la propreté de la peau sont exemptes du cancer

---

[1] Les Anciens employaient la *strigilis*, sorte d'étrille de bain.

dè celle-ci, ou, si on le constate, c'est exceptionnellement [1].

On peut aussi prendre des bains de soleil et de lumière. Le soleil est bon aux êtres âgés : les vieux chiens et chats le recherchent. Le soleil est le plus grand des bienfaiteurs : il tue les microbes germes de maladie. C'est le *père de la vie*, comme a dit Bossuet. La tête couverte, il faut exposer le corps aux rayons du soleil qui ont une action tonique par l'effet de l'air, de la chaleur, de la lumière et des

---

[1] Le Dr Octave Laurent, correspondant étranger, a lu à l'Académie de médecine son travail sur *les Centenaires en Californie*. Dans ce pays de 3 millions d'habitants, on compte environ 3oo centenaires. « Le grand facteur de la longévité, comme celui du cancer, semble-t-il, est l'*hérédité...* Le trépied californien de la longévité est constitué par : 1º la pureté de l'air; 2º la constance et le degré généralement modéré de la température ; 3º la fertilité du sol assurant une saine alimentation. L'auteur conclut : 1º l'énergie vitale est une *synergie*, une combinaison d'énergies, une *énergie tentaculaire*, utilisant à son profit les autres énergies, à n'importe quel âge, et jusqu'à cent ans, la réserve d'énergie peut être considérable ; 2º si la longévité et le cancer sont deux orientations divergentes du processus chimique de la vie, provoquées par l'hérédité et par la nutrition, on peut en déduire que les favorisants de la vitalité, de la longévité sont les opposants du cancer et inversement. Dans la longévité, il y a équilibre vital : le cancer est le déséquilibre, l'anarchie. « A ce titre, par conséquent, *le facteur de longévité deviendrait préservatif du cancer* »

Nous ajouterons les renseignements suivants sur le

rayons chimiques. Les Grecs appelaient ces expositions au soleil *héliosis*.

Les vieillards doivent prendre des hélioses, dans leur chambre, en faisant mettre le lit dans une situation convenable, ou bien, si la chambre est chauffée, ils peuvent se promener comme ils le feraient dans une serre.

Voici ce que dit Darier sur l'état de la *dentition* chez les vieillards : « La carie ou la perte d'un grand nombre de dents, la pyorrée alvéolaire sont certainement l'origine non seulement de troubles réflexes, mais aussi d'une intoxication chronique. Celle-ci est l'effet soit

cancer : il n'est pas parasitaire; on l'observe à tous les âges, mais avec certaine particularité de siège. Chez les individus jeunes, le cancer se localise dans le tissu conjonctif. Chez les gens âgés, surtout de quarante à soixante ans, on observe les cancers épithéliaux. En France, par an, 32.000 personnes environ succombent à cette maladie. Avec la tuberculose, la syphilis et l'alcoolisme, le cancer est un des grands fléaux de l'humanité. Il vient de se fonder une *Ligue franco-anglo-américaine contre le cancer.* Elle donne les conseils suivants dans son appel au public : « Malades, méfiez-vous des indurations indolentes du sein, du suintement anormal de l'organe maternel, des ulcérations persistantes de la langue et des lèvres, des petites tumeurs cutanées qui augmentent ou s'ulcèrent, des troubles persistants accompagnés d'amaigrissement, de la constipation quand les garde-robes étaient auparavant normales. *Dans tous ces cas faites-vous examiner.*

dé la déglutition constante de produits putrides et de pus, à toute heure du jour et de la nuit; soit de l'apport à l'estomac d'aliments incomplètement mastiqués et mal insalivés ; ceux-ci, étant impropres à subir correctement l'action des sucs digestifs, favorisent et entretiennent des fermentations gastro-intestinales. On évitera ainsi beaucoup de dermatoses prurigineuses (prurit sénile) et d'eczémas. » J'ajoute : peut-être même de néoplasmes du côté de l'estomac et de l'intestin.

Les cheveux. — Un homme chauve doit se laver la tête tous les jours au moment de la toilette du visage, ce que ne peut pas faire un chevelu. Dans certains cas de migraine, de névralgies faciales, le port d'une perruque est utile.

Les cheveux seront courts. Autant que possible ne pas conserver la barbe, qui nécessite de grands soins et qui dans l'extrême vieillesse est facilement souillée par l'expectoration ou par les aliments portés à la bouche d'une main tremblante.

Les longues barbes, dites *de fleuve, de sapeur*, et même les moustaches tombantes sont comme des broussailles, des haies, où se tiennent poussières, matières fermentescibles : un grenier ou réservoir de microbes. Barbe et moustache, pour éviter les feux du rasoir, peuvent être taillées aux ciseaux ou à la tondeuse.

Les ongles. — Ils seront coupés courts aux doigts : nous avons déjà indiqué les modifications qu'ils subissent.

L'onychogryphose, très rare aux doigts, s'observe surtout aux pieds, au gros orteil *(allus)* et quelquefois aux orteils voisins ; chez les vieillards porteurs de varices ou d'ulcères, atteints de rhumatisme chronique, d'artériosclérose. Un cas d'onychomycose a été indiqué récemment à la Société de Biologie : le parasite était un champignon du genre *Scopulariopsis.*

L'ongle pousse lentement, prend une dureté pierreuse : il est très difficile à couper. Sa longueur est souvent de trois à quatre centimètres, parfois de dix et de douze. Alors on emploie une lime, la scie, ou même on arrache l'ongle. Des bains de pieds avec de l'eau très savonneuse favorisent ces interventions.

II. — DE L'EXERCICE

Ce que nous venons de dire du repos ou de la distribution du temps nous conduit à *l'étude de l'exercice, des mouvements systématiques et provoqués*, dont l'importance pour le vieillard est aussi grande que celle du régime. Peut-être même lui est-elle supérieure !

Le mouvement est un des caractères de la vie, comme la nutrition, la reproduction, la manifestation des instincts. La plupart des actes de la *vie organique* s'accomplissent dans l'intimité des tissus par des mouvements non soumis à notre volonté : nous commandons au contraire aux mouvements de la *vie de relation*.

Après une période de repos ou de travail prolongés, on sent le besoin de secouer cet engourdissement, de s'ébrouer, si j'ose dire, afin de faire cesser une stase et rétablir la circulation physiologique de tous côtés; c'est le moment de la détente.

De grands esprits, hommes sérieux et âgés, se sont livrés ainsi à des exercices variés. On raconte que Socrate allait à cheval sur un bâton avec ses enfants. Le père Malebranche trouvait aussi un délassement dans des divertissements puérils. Fénelon faisait de même et chantonnait de vieux airs ou refrains du Quercy, ainsi qu'il le dit dans une lettre à Mme Guyon.

Ces dérivatifs naïfs sont meilleurs pour les vieillards que les parties interminables de whist ou de bridge. Excellents aussi sont le jeu de billard, les quilles et les boules lyonnaises.

Le mouvement c'est la vie : l'un et l'autre procurent gaîté, entrain. C'est la chiquenaude de Descartes, l'élan vital de M. Bergson, élan qui se prolonge, se continue.

Nous rappellerons d'abord :

1° Quelques notions indispensables de physiologie élémentaire concernant le fonctionnement des muscles, soit de la vie organique ou de la vie de relation ;

2° Nous serons ensuite amené à rappeler les rapports intimes qui unissent le système musculaire d'une part au système nerveux ;

3° D'autre part à l'appareil respiratoire ;

4° Avec cette base physiologique, nous pourrons comprendre l'importance de l'exercice et saisir les détails de son application pratique.

1° QUELQUES NOTIONS DE PHYSIOLOGIE SUR LE SYSTÈME MUSCULAIRE.

Dans les muscles, organes du mouvement, une distinction a été faite dès les premiers temps de la physiologie. Certains muscles sont liés à la vie organique ; ce sont eux qui ordonnent les mouvements lents, mais soutenus, de nos viscères, intestin, estomac, vessie, vaisseaux sanguins, etc. Ce sont les *muscles lisses*, dont la contraction échappe à notre volonté.

En face d'eux, nous trouvons les muscles de la vie de relation, ou *muscles striés*. Leur contraction, rapide et brève, est commandée par notre volonté ; ce sont les muscles proprement dits.

Il y a environ 5oo muscles striés dont la masse, sur un sujet de taille et de force moyenne, pèse de 25 à 35 kilogrammes, soit en moyenne 3o kilogrammes. Si l'on suppose que le sujet en question a un poids de 7o kilogrammes, on voit que *le poids des muscles représente environ les trois septièmes, un peu moins de la moitié du poids total du corps.*

Dans ce total de 30 kilogrammes, les muscles des membres figurent pour 20 à 21 kilogrammes, dont 7 à 7,5 pour les membres inférieurs.

Ces simples chiffres évoquent l'importance que doit prendre l'hygiène des muscles, qui sera celle de la moitié de notre corps tout entier.

Mais qu'il s'agisse de muscles lisses ou de muscles striés, le fonctionnement « énergétique » de ces admirables machines vivantes sera le même.

Ce fonctionnement a été très long à saisir. Longtemps on a tâtonné, erré parmi les théories les plus contradictoires. Il semble qu'aujourd'hui la question soit mieux posée et que, si des lacunes réelles existent encore dans nos connaissances, certains points d'importance puissent être considérés comme bien acquis.

Le muscle est une machine chimique. Le travail, c'est-à-dire l'énergie mécanique qu'il fournit, résulte de la transmission de l'énergie chimique potentielle des corps apportés dans son milieu par le sang : glucose et autres hydrates de carbone, peut-être albuminoïdes. Le *broyage moléculaire*, suivant l'heureuse expression d'Hugounenq, l'oxydation de ces corps riches en énergie latente libère celle-ci sous forme d'énergie mécanique qui amène le raccourcissement du muscle, c'est-à-dire sa contraction.

Mais, constamment, la quantité d'énergie consommée dépasse les besoins ; une partie de celle-ci n'est pas transformée en travail, mais en énergie calorique, en chaleur. Cette dernière, loin d'être l'origine du travail, n'est qu'un résidu, un déchet de la machine. C'est là une notion récente, de la plus haute importance ; on ne dit plus aujourd'hui que le muscle est un moteur thermique, une machine analogue à la machine à vapeur, mais au contraire une machine chimique, de rendement infiniment supérieur.

Au muscle doivent être apportés les éléments de son fonctionnement, les aliments chimiques dont il tirera l'énergie nécessaire. L'agent de cet apport, c'est la circulation sanguine. Tout mouvement, toute contraction musculaire détermine une augmentation considérable de la circulation musculaire. Les physiologistes, Cl. Bernard, Chauveau, etc., ont longuement étudié les modalités de la circulation du muscle suivant l'état de son fonctionnement.

Dans la détermination de l'augmentation de l'afflux sanguin, l'apport de matériaux énergétiques n'est pas seul en jeu. En effet, la dislocation de ces matériaux libère, avec de l'énergie, des sous-produits, véritables cendres physiologiques, « mâchefers » de la machine musculaire. Les résultats de ces combustions dans le muscle pendant et par le travail sont d'une part des dérivés azotés (la créatine, la créatinine, l'acide urique) ; d'autre part, des dérivés des hydrocarbonés (acide lactique) ; puis les produits ultimes (de l'acide carbonique).

La plupart de ces résidus sont toxiques. Laissés sur place, ils intoxiqueront le muscle, encrasseront la machine. Lorsqu'il y a encombrement, l'élimination de tous ces produits se fait difficilement : ils engorgent alors le tissu musculaire dont le suc est acide, gênant plus ou moins la circulation, et, comme dans la crampe, la contractilité s'affaiblit, une douleur survient, c'est la *fatigue*.

Par le repos, les tissus se débarrassent de ces produits, la réaction alcaline du suc musculaire revient, il n'y a plus de fatigue et la contractilité reparaît. Expérimentalement on a déterminé tous les effets de la fatigue par l'injection d'acide lactique dans le tissu musculaire.

L'afflux sanguin joue ici un rôle fondamental; il enlève ces déchets et nettoie ainsi le muscle. Le sang, qui apporte le combustible, emporte les déchets. On en brûle une bonne partie sur place. Le sang qui a traversé le muscle en fonctionnement est noir, parce que son oxygène a été consommé dans les phénomènes de combustion des matériaux de la contraction musculaire et des déchets de cette contraction [1].

On a avancé que ceux qui font travailler leur système musculaire, les hommes de grande fatigue, ont le sang plus noir; et on comprend la prétention des grandes familles de Venise, qui se distinguaient, disaient-elles, par leur sang bleu.

Quand l'action musculaire n'existe plus (dans la syncope par exemple), le sang veineux est rouge, comme l'avait remarqué Hunter. La masse musculaire formant environ la moitié du volume total du corps humain, il est facile d'apprécier l'importance de l'exercice qui, en modifiant le sang, réagit sur tout l'organisme.

[1] KEIM, *Fatigue et Surmenage, etc.*, thèse du Laboratoire de médecine légale, Lyon, 1886. — A. LACASSAGNE, *Précis d'Hygiène privée et sociale*, 4e édition, Masson, Paris, 1895.

La circulation du sang a donc la plus grande influence sur les oxydations intramusculaires et sur la quantité de travail que le muscle peut produire. Question importante qui permet de comprendre les rapports de la qualité du sang avec les forces musculaires, par conséquent de l'alimentation avec le travail mécanique.

Les muscles ne fonctionnent que par le sang. La ligature de l'aorte rend un animal paraplégique. Ne recevant plus de sang, c'est-à-dire les matériaux de sa respiration, le muscle s'asphyxie et meurt. Au contraire, par l'exercice, même très modéré — ainsi chez les vieillards — il brûle les matières grasses du sang ou celles qui sont emmagasinées dans les tissus. C'est pour cela que la fonction respiratoire s'accélère toujours afin de fournir l'oxygène nécessaire, et que les combustions internes sont d'autant plus actives que le travail musculaire est plus considérable. L'exercice violent, en activant la circulation du sang, distribue régulièrement la chaleur et donne aux parties périphériques une température à peu près égale à celle des parties internes. Aussi les liquides vont pleuvoir, pour ainsi dire, sur les surfaces cutanée et pulmonaire, et, par leur évaporation, faire disparaître cet excès de chaleur.

La contraction musculaire a, d'autre part, une action très importante sur la circulation dite « de retour » du sang veineux et de la lymphe, dans les membres inférieurs surtout. Dans ces régions, le sang, pour retourner au cœur, doit vaincre la pesanteur. Malgré la présence de ces organes adjuvants que sont les val-vules veineuses, la circulation de retour ne se fait bien que si les muscles, en se contractant, aident au cheminement du sang veineux et de la lymphe. Il y a une véritable « expression » des muscles dont le fonctionnement aide ainsi à l'élimination des déchets. C'est là une notion d'une très grande importance ; grâce à l'exercice des muscles, les matériaux usés, provenant du jeu même des muscles, sont rejetés dans la circulation et ainsi portés aux émonctoires. Cette donnée essentielle justifie le rôle hygiénique de l'exercice. La pratique si importante et si bienfaisante du massage tient précisément à une action d'« expression » de cet ordre.

Après cet exposé, on s'explique l'intimité des rapports qui unissent la circulation et le fonctionnement musculaire. Ces deux fonctions organiques sont en liaison étroite. L'ouvrier, l'athlète, le « musculaire » pour obtenir le rendement maximum de ses muscles, devra régler, surveiller son système circulatoire. Pour le vieillard, le problème est inverse : l'hygiène de sa circulation aura surtout comme base un fonctionnement réglé, méthodique, de son système musculaire. C'est là le point essentiel, la base même de la valeur hygiénique si grande de l'exercice. Celui-ci régularise les fonctions circulatoires, et ces dernières, à leur tour, commandent à tous les autres actes de la nutrition, de la respiration, de l'idéation même.

Dans la machine humaine, rien n'est isolé, tout se tient.

Quand on connaît le mécanisme du corps humain, le rôle et le volume du système musculaire, on peut dire sans se tromper que notre organisme n'est pas fait pour l'inaction ou le repos.

Les vieillards très âgés ont toujours eu, pendant leur existence active, une vie de fatigue et de labeur.

Noirot cite le cas d'un facteur rural mort en 1861, âgé de cent ans, à Bort (Puy-de-Dôme), qui, dans sa longue carrière pédestre, avait parcouru des distances équivalant à vingt-cinq fois le tour de la terre.

Les effets de l'exercice accélèrent l'assimilation et favorisent la désassimilation des tissus. C'est ainsi que, peu à peu, le renouvellement du corps se produit ; il y a une métamorphose qui est une sorte de rajeunissement. On conserve ainsi par cet exercice musculaire la verdeur de l'invigoration avec une certaine souplesse de la jeunesse. Tout vieillard qui traîne les pieds peut faire son *mea culpa* et se reprocher les longues oisivetés qui l'ont conduit à la perte de l'élasticité musculaire.

De plus, si on est persévérant et quotidiennement entraîné à l'exercice, surtout à la marche, à un travail manuel, on n'éprouve pas *l'ennui*, ce ver rongeur de la vie comme on a appelé ce grand ennemi des vieillards.

2° FONCTIONNEMENT MUSCULAIRE
ET SYSTÈME NERVEUX.

La contraction musculaire est commandée, chacun le sait, par notre système nerveux.

Aux muscles lisses de la vie organique, l'ordre de contraction est donné par ces innombrables petits centres nerveux que sont les *ganglions nerveux sympathiques*. Nous avons, répandus surtout dans notre cavité viscérale, d'innombrables petits cerveaux organiques, cerveaux inconscients, qui règlent, par des mécanismes réflexes d'une infinie complexité, tous les mouvements de nos muscles involontaires. Le système nerveux sympathique apparaît de plus en plus comme un organe d'une puissance et d'une importance redoutables, sur lequel nous sommes, hélas ! assez mal renseignés.

Aux muscles de la vie de relation, les ordres de contraction sont donnés par les centres nerveux proprement dits, moelle et encéphale, et transmis par l'intermédiaire des nerfs.

Le nerf est un conducteur qui apparaît comme quelque peu passif. Il est infatigable pratiquement, au contraire du centre nerveux qui a besoin de repos. C'est là une notion importante, que nous retiendrons : ce besoin de repos, de sommeil, se fait sentir plus impérieux encore chez le vieillard.

Le sommeil doit être pris à heure fixe, et il ne faut pas prolonger la journée par ces veillées littéraires que les Anciens appelaient « *lucubrationes* ».

Mais les centres nerveux sympathiques ont,

eux aussi, besoin de repos, de calme, sinon de sommeil.

Il faut donc tranquillité, absence d'agitation pour la digestion : certains vieillards les réclament. Tissot *(De la santé des gens de lettres, etc., 1859)* a donné le précepte que la digestion est une opération qui demande la cessation de tout travail.

Les rapports entre système nerveux et muscles ne sont pas limités à ceux du maître qui ordonne à l'exécutant qui agit. Le muscle, qui reçoit des ordres de contraction du système nerveux, joue encore, vis-à-vis de celui-ci, un rôle extrêmement important ; il le renseigne sur l'état de sa contraction. La perception des mouvements, du degré de contraction des muscles, est à l'origine même du *sens musculaire.*

Parmi les nerfs sensitifs, il y en a qui révèlent une sensibilité plus obtuse que celle de la peau, produisent un sens spécial, donnent le sentiment de l'effort accompli. C'est le *sens musculaire*, si bien étudié par mon ami Paul Dubuisson, médecin en chef de l'asile Sainte-Anne[1].

---

[1] Thèse de Paris, 1874. — MORAT et DOYON, *Traité de Physiologie*, t. V, p. 62 à 84 ; *Sens musculaire (cénesthésie)*, 1918.

Cette propriété a été ainsi dénommée parce qu'elle devient à la fois l'auxiliaire des sens spéciaux et le guide des muscles pour la quantité et la direction des mouvements. Grâce au sens musculaire, on apprécie mieux la grandeur et la position relative des objets, on estime la notion du poids et celle du volume.

C'est l'impression donnée par la plante du pied et surtout la sensation de résistance du travail musculaire, qui nous indique la nature du sol dans l'obscurité, nous avertit si nous sommes sur un terrain dur ou mobile. C'est grâce à cette propriété que l'aveugle sent s'il monte ou descend un plan incliné ; et, comme le sens musculaire est chez lui très développé, l'homme privé de la vue acquiert une délicatesse incroyable du toucher.

L'organisme animal réagit par des réponses motrices aux impressions sensorielles. Le système musculaire participe ainsi aux fonctions sensitives et sensorielles. Puis il devient à son tour informateur du système nerveux, en lui faisant connaître un écho de son mouvement ou de son travail.

Ces excitations et la conscience plus ou moins précise que nous percevons constituent ce qu'on appelle le *sens musculaire ;* on lui

donne aussi les dénominations de *sens du mouvement de masse, sens de la puissance motrice
ou de l'énergie, sens des attitudes du corps.*
« *Le sens dit musculaire est mêlé au fonctionnement de tous les sens proprement dits.* » De
là sa grande importance, et Morat ajoute comme
exemple : « Des êtres humains, privés d'un et
même de deux sens supérieurs (cas de Laura
Bridgmann), ont pu vivre d'une vie humaine,
sociale, intellectuelle même, n'ayant à leur
disposition qu'une sorte de résidu sensoriel, le
sens tactile restant leur seul lien avec la société.
La perte du seul sens musculaire eût rendu
ces résultats impossibles. » Le sens musculaire
est, avant tout, celui qui nous donne la *notion
d'espace.* Claparède dit que la première notion
du sens musculaire doit être attribuée à Maine
de Biran, mais elle lui vint probablement de
Cabanis.

Ces sensations provenant des muscles et
celles émanant des différents organes constituent un ensemble de sensations confuses
qu'on appelle la *cénesthésie;* le *sens de l'existence,* l'*euphorie,* le *sentiment fondamental de
l'existence* de Condillac, le *sentiment de l'existence sensitive* de Maine de Biran disent la
même chose.

Si ce sentiment s'augmente il devient le *bien-être*, si les activités sont troublées c'est le *malaise général*. Il peut y avoir perte de la sensation de l'existence d'un bras, de l'estomac, de la moitié du corps. Il paraît que Baudeloque, vers la fin de sa vie, avait perdu la conscience de son corps tout entier.

Chez le vieillard, la vue est affaiblie et le sens musculaire troublé. D'où, pour lui, la nécessité absolue d'une canne. Dans l'obscurité, lors de la descente d'un escalier, il se dirige avec son bâton devenu une *antenne*, et apprend qu'il est arrivé à la dernière marche. De même, en promenade dans une rue, il se rend compte de l'effort à faire pour descendre ou monter sur un trottoir.

Nous sommes ainsi avertis, par le sens musculaire, de la position de l'ensemble du corps et de ses parties : on a ce sentiment de l'équilibre que Barthez appelait « la force de situation fixe ».

Le vieillard est le plus souvent occupé à s'équilibrer, et il y a des jours où c'est vraiment difficile. Si vous voyez passer un vieillard à l'air préoccupé, regardant devant lui le sol, s'arrêtant, s'appuyant sur sa canne plus ou moins écartée du corps, ne croyez pas que ces allures ou cette attitude soient la conséquence d'ennuis ou de soucis. Le plus souvent, ce vieillard est préoccupé de se tenir en équilibre. Un vertige très court, un faux mouvement ont compromis l'équilibre, d'où inquiétude et malaise.

Mon ami Djael, qui est dans son seizième lustre, s'arrête à une devanture de magasin ou sur nos quais devant un arbre dont il paraît examiner l'écorce ou les mousses, mais sur lequel il prend un point d'appui. Ainsi, il se rassure, attend le retour du calme. On conçoit que chez les vieillards, dont la vue et le toucher affaiblis prêtent à la musculation un concours insuffisant, leur situation devient très difficile et s'accompagne de découragement. Ces malheureux n'osent plus sortir sans l'appui d'un bras ami.

Dans cet état, le vieillard, tout en conservant ses facultés intellectuelles et morales, n'est plus maître de la coordination de ses mouvements de progression, de préhension par les tremblements, et l'absence d'équilibre. Ce n'est pas un ataxique, mais je dirai qu'il est un *cacotaxique*. Les ataxiques sont obligés de regarder leurs pieds pour diriger leurs mouvements. Les vieillards étant cacotaxiques sont comme les enfants qui apprennent à marcher, à la recherche de leur centre de gravité. Ils se préoccupent de maintenir le corps et de placer leurs pieds en relation avec la situation de la canne pour assurer ainsi l'équilibre.

Le vieillard sent de plus en plus le besoin d'aide, de protection : les expressions sincères et continues de la vénération se manifestent si rarement.

La pitié, la douceur, la compassion sont des vertus que l'on peut ranger parmi les plus élevées de l'altruisme. Le vieillard les apprécie plus que l'homme jeune. C'est cependant la floraison la plus efficace de la sympathie humaine.

3° LE MOUVEMENT, LA RESPIRATION, L'AIR ET LA LUMIÈRE.

Le fonctionnement musculaire implique une circulation plus active, des oxydations plus intenses dans le muscle en fonctionnement. Entre le mouvement et la respiration on ne s'étonnera pas que les rapports soient étroits. Vis-à-vis du fonctionnement musculaire la *respiration* est une fonction aussi importante que l'alimentation.

Le sang veineux, arrivé dans les poumons,

abandonne son acide carbonique et l'eau provenant de la combustion produite dans les tissus.

La muqueuse pulmonaire, toujours humide, a une surface de 200 mètres carrés, c'est-à-dire près de trente-quatre fois la surface de la peau. Le réservoir d'air contenu dans les poumons est d'une capacité maximum de 4 à 5 litres. La surface de la nappe sanguine est de 150 mètres et cette grande surface est aux trois quarts composée par les capillaires qui contiennent à peu près 2 litres de sang. Celui ci se renouvelle constamment puisqu'on a calculé qu'en vingt-quatre heures il passe, dans ces capillaires, 20.000 litres de sang.

Les deux tiers de l'air inspiré restent dans les poumons, un tiers ressort, tel quel avec l'air vicié par l'hématose. Rappelons que l'homme a surtout une respiration abdominale (type diaphragmatique), la femme a une respiration thoracique (type costo-supérieur).

L'air, *pabulum vitæ,* est le pain invisible des poumons : il vivifie et nourrit. D'après Cuvier, la vie du vertébré et la flamme ont cela de commun que ni l'une ni l'autre ne peut subsister sans air.

On peut rester des semaines sans prendre

de nourriture, mais il est impossible de vivre deux minutes sans respirer. L'idéal serait de vivre toujours en plein air.

L'air confiné, l'air vicié des grandes cités, chargé de vapeurs plus ou moins toxiques, ne valent pas le grand air des champs. L'haleine de l'homme est mortelle à l'homme, disait Jean-Jacques.

Chez les vieillards, outre que les mouvements de la poitrine se font moins facilement, les modifications subies par les alvéoles pulmonaires agrandis et ayant perdu leur élasticité normale contribuent à restreindre la surface respiratoire. Ils se trouvent bien d'un air plus vivifiant, comme celui de la campagne.

L'importance d'une saine respiration avait, en 92, à Rome, déterminé la création de la *secte des méthodistes :* ils proclamaient ce principe qu'il faut donner plus de soin à l'air qu'aux aliments ; on mange, disaient-ils, à certains moments tandis qu'on respire continuellement.

Il faut en effet de l'air et de la lumière, ces deux sources de vie. Plantes ou bêtes, dans l'obscurité, s'atrophient et s'anémient. Les végétaux mis dans un endroit sans lumière ont aussi des mouvements d'héliotropisme qui les attire vers la lumière, cause de vigueur. De toutes les fleurs, a dit un écrivain, la fleur humaine est celle qui a le plus besoin de soleil.

La lumière sert au fonctionnement des yeux, excite la peau et détermine des modifications profondes dans la composition chimique de certains corps. A Rome, on prenait des hélioses comme en Grèce : au sommet des maisons, sur les terrasses, se trouvait une plateforme appelée « *solarium* ».

4° LA PRATIQUE DE L'EXERCICE
PAR DES MOUVEMENTS SYSTÉMATIQUES.

Il faut, à ce sujet, se préoccuper de diverses fonctions : la respiration, la transpiration, la circulation musculaire.

L'exercice est à notre système musculaire ce que l'instruction est pour notre esprit. On doit entretenir ses muscles et cultiver sa mémoire. Celse conseillait l'un et l'autre exercices : « Celui, dit-il, qui est occupé pendant le jour par des devoirs domestiques ou dès fonctions civiles consacrera un peu de son temps aux soins de sa santé, et le premier de tous c'est l'exercice, qui toujours précédera le repas et sera plus considérable chez l'homme qui travaille peu et digère bien que chez celui qui est fatigué et qui digère peu. La lecture à haute voix, l'escrime, la balle, la course et la promenade sont des exercices agréables. »

C'est un Suédois, le Dr Peter Ling, qui, au début du xixe siècle, a créé la méthode de kinésithérapie ou exercice par le mouvement systématique des membres, des différentes articulations. Pour l'exercice par la promenade, Oribase avait conseillé d'appuyer fortement les pieds, en marchant plutôt sur les talons que sur la plante et en tendant le jarret. Ajoutons l'obligation, en marche, de respirer par le nez, la bouche étant toujours fermée.

Il ne faut abuser de rien et les exercices doivent être modérés. Hippocrate disait : « Travail, nourriture, boisson, sommeil, amour, tout à petite dose. »

Rappelons la pensée maîtresse de Lamarck : Tout organe qui ne fonctionne pas s'atrophie. Tout organe qui fonctionne au delà de la mesure normale s'hypertrophie. La fonction fait l'organe, en tenant compte aussi des phénomènes régis par la loi des corrélations organiques.

Cette loi et les considérations que nous venons d'exposer font venir à la pensée l'apologue de Ménénius — insigne entre les fables

— et si joliment reproduit par La Fontaine dans *les Membres et l'Estomac* :

De travailler pour lui les membres se lassant,
Chacun d'eux résolut de vivre en gentilhomme,
Sans rien faire, alléguant l'exemple de Gaster.
— Il faudrait, disaient-ils, sans nous qu'il vécût d'air.
Nous suons, nous peinons comme bêtes de somme ;
Et pour qui ? pour lui seul ; nous n'en profitons pas ;
Notre soin n'aboutit qu'à fournir ses repas.
Chômons, c'est un métier qu'il veut nous faire apprendre.
Ainsi dit, ainsi fait. Les mains cessent de prendre,
Les bras d'agir, les jambes de marcher.

Donnez à la fable ce titre : *les Muscles et les Poumons*, et tout cela sera exact, physiologique. Les muscles ou pauvres gens (prolétariat ou Tiers-Etat) sont des travailleurs dont le poids est presque la moitié du poids du corps ; ils constituent le laboratoire où se forme beaucoup de sang veineux, destiné à se vivifier et se purifier dans les poumons. Continuons la citation :

Bientôt les pauvres gens tombèrent en langueur ;
Il ne se forma plus de nouveau sang au cœur ;
Chaque membre en souffrit : les forces se perdirent.
    Par ce moyen, les mutins virent
Que celui qu'ils croyaient oisif et paresseux
A l'intérêt commun contribuait plus qu'eux.

Disons *tout autant qu'eux*, pour être dans la vérité.

Il me semble qu'interprétée de cette façon cette fable est un régal pour physiologiste.

Abordons, pour en terminer, les règles de l'exercice dont la nécessité doit paraître évidente.

Le système musculaire qui fonctionne retarde sa déchéance. Se rappeler cette maxime de Benjamin Franklin, un de nos premiers amis d'Amérique : « L'oisiveté ressemble à la rouille ; elle consomme plus vite que le travail. La clef dont on se sert est toujours claire. » Diderot dit plus énergiquement : « Il vaut mieux s'user que se rouiller. » On doit entretenir l'activité et la chaleur des membres, afin qu'ils ne soient pas engourdis par le froid de la vieillesse. Cette pratique est constante dans le Nord ; aussi les cas de longévité y sont-ils plus souvent observés. De même, à la campagne : on profite d'une éclaircie, d'une toilette inachevée, pour faire un tour au jardin ou le long des haies. Puis on rentre au logis sans la perspective de trois ou quatre étages.

Eviter le repos prolongé. Un fou, Jérôme Cardan, fit l'éloge de la goutte et soutint que la longue durée des arbres devait être attribuée à leur immobilité[1].

1 Dastre, dans son livre *(la Vie et la Mort)*, donne des

L'exercice modéré porte le sang à la périphérie, empêche les congestions internes, diminue les stases et, facilitant la digestion, entretient la nutrition générale.

Le matin, — il faut quitter le lit de bonne heure, la longévité se constate chez les matineux, — avant de se lever, frictions sèches faites avec la main ou mieux avec le gant de crin, la brosse, un morceau de flanelle sur tout le corps, de l'extrémité des membres à leur racine. Frictions autour de la tête en bandeau, du front à la nuque : la circulation sous-cutanée est ainsi favorisée.

Masser de même la face. Doucement la région du cou pour le massage de la thyroïde, mais plus fortement la nuque à cause des bourrelets qui s'y forment.

Se rappeler qu'il est imprudent de changer brusquement de position : ainsi pour quitter le lit et passer vite de la position allongée à la

renseignements sur la longue durée des arbres : un châtaignier de l'Etna a dix siècles d'existence ; un if d'Ecosse, trente siècles. Il y a de nos jours des arbres vivant depuis cinq mille ans. En Californie, d'après le Dr O. Laurent, les *sequoia* ou pins sont des arbres millénaires, dont la hauteur peut atteindre 130 mètres, — presque la hauteur de la flèche de la cathédrale de Strasbourg, — de 15 à 20 mètres de circonférence, contemporains d'Homère et de Jésus-Christ.

station droite. Dans ce saut du lit, il se produit alors des vertiges et même une syncope, d'où chute avec commotion cérébrale et mort rapide, ainsi qu'il est arrivé à Jean-Jacques Rousseau [1].

√ Je rappellerai comment a succombé notre Montaigne. Alité depuis quelques jours, atteint d'esquinancie, il fit dire la messe dans sa chambre. Au moment de l'élévation de l'hostie, il se leva rapidement pour l'adorer. Aussitôt survint une faiblesse avec perte de connaissance à laquelle il succomba.

Les morts rapides, dans ces conditions, ne doivent pas nous surprendre. Les expériences de Paulesco, en 1899, ont nettement montré les dangers consécutifs à ce brusque changement de position : il y a anémie du cerveau qui facilite la production de la commotion et en aggrave les effets.

Au sortir du lit, vêtu comme il convient, on procède à des exercices d'assouplissement et de fonctionnement des groupes musculaires et de toutes les articulations de la tête aux pieds successivement.

[1] A. LACASSAGNE, *les Dernières Années et la mort de Jean-Jacques Rousseau* (avec quatre illustrations, un autographe et un tableau généalogique), A. Rey, éditeur, extrait des *Archives d'Anthropologie criminelle*, Lyon, 1913.

Dans la marche, — le premier des plaisirs insipides, comme l'a appelée Voltaire, — les muscles des membres inférieurs sont les parties intéressées. C'est l'exercice banal, conseillé et employé par les personnes à vie sédentaire. Mais ce promeneur a été comparé à un cultivateur propriétaire de cinq terres qui en laisserait quatre en friche, livrées aux mauvaises herbes. Chez le marcheur devenu vieux, il y a isolement et repos des muscles des bras, de la poitrine, de l'abdomen, si indispensables cependant aux fonctions de la respiration par les organes contenus dans le thorax et l'abdomen.

De même cet exercice maintient en place des organes suspendus dans la cavité abdominale, et contribue à la rigidité et à la direction naturelle de la colonne vertébrale, d'où continuité de l'attitude normale.

Dans le *British Medical Journal* de 1918, p. 228, Sir Herman Weber a montré l'importance de l'exercice musculaire comme facteur de longévité. Il insiste sur le rôle des muscles et la nécessité de leur constant fonctionnement. On doit spécialement faire tous les jours une longue marche; si possible, une promenade de plusieurs heures à la campagne, jouer au golf, chasser.

Sir Weber est âgé de quatre-vingt-quinze ans ; il n'y a pas eu de centenaires dans sa famille : son père et sa mère sont morts à un âge relativement jeune. Il attribue s vieillesse avancée et sa santé, qui n'a cessé d'être parfaite, aux exercices qu'il a toujours faits régulièrement.

Il est donc nécessaire au vieillard de mettre en mouvement tous les muscles, quotidiennement, sans jamais produire la fatigue musculaire. C'est peu à peu que le système musculaire s'habitue à ce travail. Comme l'a si bien dit Rabelais : « Nature ne endure mutations soudaines sans grande violence. »

Nous devons fixer la méthode, la direction et la durée de ces mouvements.

Notre ami Djael, septuagénaire, se livre depuis quarante-trois ans à cet exercice, tous les matins, au sortir du lit. Il se fait ainsi, dit-il, une pinte de bon sang dès le début de la journée.

Pour le vieillard, c'est l'heure la plus convenable. La durée de l'exercice doit être de dix à vingt minutes, selon qu'on exécute plus ou moins souvent chaque mouvement.

Nous affirmons, sans crainte d'être démenti par ceux qui l'auront essayé, qu'il n'y a pas de meilleur moyen pour faciliter chez le vieillard les digestions, le jeu de la respiration, la souplesse musculaire, rendre le sommeil plus réparateur, calmer le système nerveux.

Pour l'exécution de ces mouvements, dans la chambre à coucher dont on a renouvelé l'atmosphère ou dans une pièce à la température convenable, le vieillard sera vêtu du pantalon et d'un gilet de nuit à manches, le cou libre, sans gêne du côté des articulations.

Tout mouvement est fait avec vigueur, mais lentement, provoquant une faible sensation de fatigue, disparaissant vite. Si on accélérait les mouvements, on aurait de la douleur musculaire.

L'essentiel est d'être convaincu de l'efficacité de cet exercice dont les résultats bienfaisants ne se manifestent qu'après cinq ou six mois de pratique.

Je suis certain que les hommes qui de trente à quarante ans se mettraient à exécuter ces mouvements tous les jours éprouveraient bien-être et santé et se prépareraient une verte vieillesse.

Cet exercice de tout le système musculaire, fait dans de bonnes conditions, produit des effets analogues à ceux d'une transfusion de

sang. La durée de l'exercice étant de cinq
ou dix minutes au début, et, quelques mois
après, de vingt à vingt-cinq minutes, développe alors une activité égale à celle d'une
marche de 4 à 5 kilomètres. Il y a donc économie de temps, moins de fatigue à cause de
la répartition générale de tous les mouvements.

La diminution du fonctionnement musculaire amoindrit l'assimilation et la désassimilation des tissus, provoque l'affaiblissement du
sens musculaire, la réaction de l'instinct de
conservation, d'où incertitude, malaise général, tristesses et ennui.

Voici la série des mouvements à exécuter,
de la tête aux pieds, dans l'ordre suivant :

TÊTE : *Colonne cervicale*. — Flexion de la tête d'arrière
en avant. — Mouvements de la tête de droite à
gauche. — Mouvements des mâchoires.

THORAX : *Colonne dorsale*. — Pencher le buste en
arrière, les bras suivant le mouvement, redressement
et fléchissement en avant. — Fléchir le buste en
avant, les doigts touchant le sol, se relever, les bras
appliqués contre les côtes, avec inspiration bruyante
et profonde expiration.

LE BASSIN ET L'ABDOMEN. — Mouvements circulaires de
gauche à droite, de droite à gauche. — S'accroupir :
flexion du corps sur les genoux, les fesses allant

toucher les talons relevés (les mains appuyées à un meuble) : le mouvement de descente ou de relèvement se fait lentement. Huit ou dix inspirations et expirations profondes.

MEMBRES SUPÉRIEURS : *Bras et avant-bras.* — Mouvements circulaires du bras droit, puis du gauche. — Mettre les bras en croix, grande envergure, puis les appliquer le long du corps. — Mouvements du scieur de bois. — Mouvements du faucheur. — Les bras mis en arrière et ramenés en avant. — Les bras pendants relevés par une série de mouvements le long de la tête, puis ramenés en bas. —- Contractions de l'avant-bras sur le bras en élevant successivement le bras, puis l'abaissant.

Mains et doigts : Faire tourner la main sur le poignet. — Se frotter fortement les mains. — Remuer les doigts en même temps. — Flexion et extension des phalanges, phalangines et phalangettes de chaque doigt. Huit ou dix inspirations et expirations profondes.

MEMBRES INFÉRIEURS : *Cuisses et jambes.* — Cuisse relevée perpendiculairement au bassin et la baisser. — Mouvements circulaires du membre inférieur relevé. — Mouvements en avant et en arrière. — Le genou relevé en avant, la jambe formant un angle droit. — La jambe fléchie fortement en arrière. — Mouvements de rotation du genou. — Station sur un membre, la jambe relevée du côté opposé.

Pieds : Mouvements de rotation de l'articulation tibio-tarsienne. — Flexion et extension du cou-de-pied. Mouvements des orteils. — Huit ou dix inspirations et expirations profondes.

Apprentissage du vieillard. — Faire, tous

les jours, chacun de ces mouvements : trois fois la première semaine, cinq fois la seconde, sept fois la troisième, neuf fois la quatrième, onze fois la cinquième, treize fois la sixième. Cet ensemble d'exercices doit durer pour ceux qui le pratiquent depuis longtemps de vingt à vingt-cinq minutes, et ne jamais aller jusqu'à la fatigue.

Après le premier repas ou petit déjeuner, la correspondance, — très utile, surtout si l'on écrit à des amis, mais elle diminue avec les ans, les correspondants deviennent rares, — coup d'œil sur un journal du jour ; nous venons de passer une période anxieuse qui faisait attendre, non sans impatience, les communiqués : enfin, ils nous ont apporté la joie[1].

Après les repas, une courte promenade au jardin ou dans la maison, d'après le temps, facilite la digestion. On digère avec les jambes autant qu'avec l'estomac : quand on a trop mangé, disait un campagnard, il faut faire descendre le dîner dans les pieds. C'est utile

---

[1] Les visites d'amis font penser à la phrase de La Bruyère sur l'amitié : « Etre avec les gens qu'on aime, cela suffit : rêver, leur parler, ne leur parler point, penser à eux, penser à autre chose, mais auprès d'eux tout est égal. »

aux vieillards, en tenant compte de la saison et des forces.

Nous empruntons les considérations suivantes à Noirot : Les rois de la Maison de Bourbon, Louis XIV, Louis XV et même Louis XVI, étaient de très gros mangeurs, et, sans la chasse, ils n'auraient pu digérer l'extraordinaire surcharge alimentaire qu'ils déglutissaient. L'autopsie de Louis XIV a montré que « son estomac et ses boyaux avaient une capacité double de ceux d'un homme ordinaire ». On s'explique ainsi le temps qu'il fallait au grand roi pour l'évacuation de tous ces ingesta : il recevait les familiers ou sa Cour alors qu'il était sur la « chaise d'affaires ».

Senèque prétendait que le *bene moratum ventrem* était un des principes de la liberté humaine et en même temps de la santé, « de telle sorte que les deux grands biens de cette vie seraient liés à la régularité des évacuations alvines ».

D'après Bordeu, l'homme n'existe que pour cette fonction et n'existe presque que par elle.

Napoléon était un grand constipé : il avouait que cet état habituel avait été un des plus grands déplaisirs de sa vie.

Autres conseils : régulariser le fonctionnement de l'intestin par une selle quotidienne à la même heure. C'est le procédé indiqué par Locke contre la constipation : tous les matins, à heure fixe, se présenter à la garde-robe et attendre l'inspiration. L'habitude détermine le besoin et régularise la fonction. Eviter la constipation, qui augmente les troubles urinaires du vieillard (vessie à colonnes). Si les urines sont troubles ou trop colorées, une petite cure de Vittel ou de Contrexéville : un verre de cette eau tiède le matin [1].

Un point très utile à signaler est d'entretenir l'activité cérébrale par la lecture d'auteurs de prédilection. Voici la liste de cinq favoris qui mettent en marche mon activité intellectuelle.: la Bible [2], les Vies de Plutarque, Horace, Montaigne, les *Lundis* de Sainte-Beuve. Tel est mon quintette : j'y trouve toujours profit et plaisir.

La Muse, que ce soit Clio, Polymnie ou Calliope, a toujours la tête chenue.

Puis vient le travail de composition, si l'on a un mémoire ou un ouvrage sur le chantier.

[1] Consulter à ce sujet le *Journal médical français*, de Castaigne, numéro de juin 1919, consacré aux maladies de l'intestin.

[2] « Ce volume, étrange et admirable, que la nation juive a donné à l'humanité, et que tous les peuples ont appelé *la Bible*. » (Renan, au début de *l'Ecclésiaste*.)

De 11 heures à midi, promenade à pied. De midi à 2 heures, repas, café, causerie de famille. De 2 heures à 4 heures, promenade digestive ou travail de cabinet en cas de temps défavorable. De 4 à 7, promenade ou, à domicile, rumination des choses vues et lues dans la journée. Si possible, lecture à haute voix ou quelques exercices de récitation. Récitez-vous des fables de La Fontaine, des vers de Hugo ou de Musset. Un de mes amis, c'est dire son âge, fredonne quelques chansons de Béranger. On y prend agrément et bientôt on est convaincu de l'utilité de cultiver la mémoire si on veut la conserver.

Quand ce n'est pas trop dispendieux, on peut avoir un lecteur pendant une ou deux heures. Mais ces conseils ne sont pas pratiques pour toutes les situations. « La pauvreté, dit encore Franklin, prive un homme de tout ressort et de toute vertu : il est difficile à un sac vide de se tenir debout. »

Après cet exposé, il est permis d'ajouter que les promenades en voiture sont utiles, surtout par le mauvais temps. Les vieillards doivent éviter les tramways, dans lesquels les voyageurs trop rapprochés, parfois entassés, peuvent communiquer des microbes d'infection pulmonaire. Pas d'automobile : cher est l'achat, plus cher encore est l'entretien ; ce véhicule dépense beaucoup d'argent — le vieillard veut donc en user souvent, — il se supprime ainsi des mois d'existence en interrompant tout exercice de marche. Je connais un monsieur très affairé, âgé, gros : pendant la guerre, il n'a pas fait quatre lieues à pied.

Faire souvent, pendant ou après le travail, de larges et profondes inspirations pour ventiler les poumons.

Pendant quelques minutes, frottements vifs et répétés des mains : procédé simple pour décongestionner un peu le cerveau et se donner, par surcroît, l'illusion d'être satisfait.

Eviter la mauvaise humeur, cette malpropreté de l'âme, d'après Franklin. Ne pas savoir se supporter, c'est se rendre insupportable à l'entourage. Le vieillard souvent égoïste, méfiant parfois, doit se garder du premier mouvement qui est toujours mauvais. Il faut patienter et philosopher. On peut arriver ainsi à ce grand âge dont parlait Fontenelle, à près de cent ans, où, éprouvant les difficultés d'être, on s'éteint sans souffrance et sans regret.

Le médecin dira : On sort de la vie comme on y est entré, sans s'apercevoir du changement.

Léonard de Vinci avait écrit quelques instants avant sa fin : « De même qu'une journée bien employée donne joie à dormir, ainsi une vie bien dépensée donne joie à mourir. » Joubert émet ce conseil, plus difficile à suivre : « Il faut mourir aimable si on peut. » Rappelons la parole du stoïcien : « La mort, ce bien si grand, a été refusée aux dieux ! »

Le vieillard ne se préoccupe pas de laisser des regrets. Il sait très bien qu'il ne tardera pas à être oublié : après la terre, l'oubli tombe !

S'il a produit une œuvre, pourra-t-il espérer l'utilisation de quelques parcelles ? Mais, rien de plus éphémère que la durée des ouvrages médicaux. Toute génération médicale emporte avec elle dans la tombe les livres qui lui ont servi. C'est fatal. Plus tard, l'érudit donnera une réapparition de vie à un de ces disparus. Sainte-Beuve a exprimé sa confiance dans ce vers superbe :

Le Temps, vieillard divin, honore et blanchit tout !

J'ai l'espérance d'avoir intéressé quelques lecteurs ; mon désir était de faire des convaincus, bien décidés à suivre les mesures d'hygiène indiquées.

Comme les parents qui aiment d'autant plus les enfants qui leur ont causé ennuis ou soucis, des vieillards s'attachent à la vie par le mal qu'ils se sont donné pour la maintenir.

A tout âge, la maladie de l'âme, c'est le froid. Le vieillard évitera surtout l'enlisement progressif provoqué par l'inaction et l'ennui, et, se rendant compte de sa déchéance, il ne s'engagera dans aucune entreprise téméraire. Charles-Quint, en levant le siège de Metz, s'écria : « La Fortune n'aime pas les vieillards ». Louis XIV, recevant François de Neufville, duc de Villeroi, après la perte de la bataille de Ramillies (1706), lui dit : « On n'est plus heureux à nos âges, Monsieur le Maréchal ! » Puis il le nomma gouverneur du Lyonnais.

Tout ce livre peut se résumer en une phrase :

Dans la verte vieillesse, le trépied vital consiste dans le fonctionnement de l'activité cérébrale, du régime et de l'exercice.

Mais, si j'en crois Vauvenargues, les conseils de la vieillesse sont comme le soleil d'hiver : ils éclairent sans échauffer.

Terminons en citant les dernières lignes des *Essais* de Montaigne (liv. III, ch. xiii) : « C'est une absolue perfection, et comme divine, *de sçavoir iouir loyalement de notre estre.* Nous cherchons d'autres conditions, pour n'entendre l'usage des nostres ; et sortons hors de nous, pour ne sçavoir quel il y faict. Si avons nous beau monter sur des eschasses ; car sur des eschasses, encore faut-il marcher de nos iambes ; et au plus eslevé throsne du monde, si ne sommes nous assis que sur nostre cul. Les plus belles vies sont, à mon gré, celles qui se rendent au modèle commun et humain avecques ordre, mais sans miracle, sans extra-vagance. Or, la vieillesse a un peu besoin d'estre plus doulcement et plus delicatement. Recommendons la à ce dieu protecteur de santé et de sagesse, mais gaye et sociale :

> *Frui paratis et valido mihi,*
> *Latæ, dones, et, precor, integra*
> *   Cum mente ; nec turpem senectam*
> *Degere, nec cithara carentem* [1]. »

[1] Horace, *Odes*, I, 31, 17. — Jules Janin *(Œuvres d'Horace*, Paris, Hachette, 1861, 2ᵉ édit.) a ainsi traduit ces vers : « Du peu de bien que j'ai gagné, fils de Latone, laisse-moi jouir encore : un esprit sain dans un corps bien portant, une vieillesse honorable, honorée, et jusqu'à mon dernier jour ma lyre et mes chansons... Je suis content, je suis heureux. »

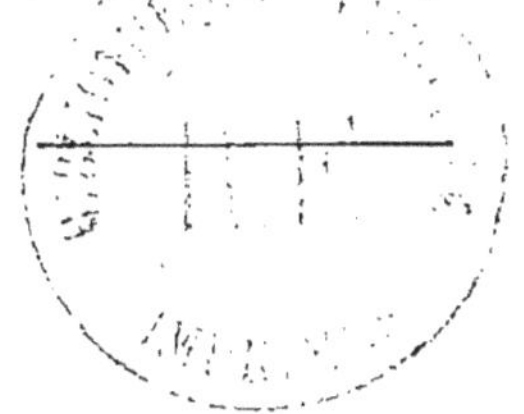

TABLE

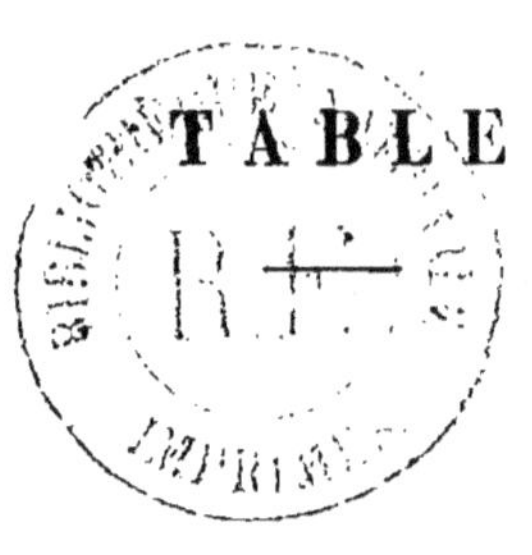

Lyon. — Imprimerie A. REY, 4, rue Gentil. — 79655